ZUR MITTE

STEFANIE ECK

Impressum:

1. Auflage 2022
ISBN: 9783754631096

Coverbild: Max Yakovlev auf Pixabay
Bilder: Pixabay

Stefanie Eck
Stumpacher Weg 1
72181 Starzach

E-Mail: info@stefanie-eck.de
Homepage: www.stefanie-eck.de

Herstellung und Druck über tolino media GmbH & Co. KG,
Albrechtstr. 14, 80636 München. Printed in Germany.
Fragen zu Produktsicherheit an: gpsr@tolino.media.

 Die hier vorgestellten Informationen, Empfehlungen und Übungen resultieren aus der Erfahrung der Autorin. Sie wurden nach besten Wissen und Gewissen geprüft und dienen ausschließlich der Weitergabe von Informationen.

Die Autorin übernimmt keinerlei Haftung für Schäden irgendeiner Art, die sich direkt oder indirekt aus dem Gebrauch dieser Informationen, Tipps, Ratschläge oder Übungen ergeben. Das Buch, die Übungen und Anwendungen ersetzen keinen Arzt und keinen Psychologen.

Aus Gründen der besseren Lesbarkeit wird bei Personenbezeichnungen und personenbezogenen Hauptwörtern die männliche Form verwendet. Entsprechende Begriffe gelten im Sinne der Gleichbehandlung grundsätzlich für alle Geschlechter. Die verkürzte Sprachform hat nur redaktionelle Gründe und beinhaltet keine Wertung. Namen, Orte, Begebenheiten und Geschlechter wurden in den Beispieltexten verändert, um das Persönlichkeitsrecht der jeweiligen Personen zu wahren. Diese Beispiele dienen ausschließlich zur Vertiefung und Erklärung des jeweiligen Textes.

„Zur Mitte“ ist eine Aufforderung, ein Ratgeber und ein Begleiter, der das Leben aus verschiedenen Blickwinkeln betrachtet. Es ist eine Einladung, auf eine Entdeckungsreise zu gehen durch verschiedene Aspekte des Lebens hin zum Mittelpunkt, zum Kern des eigenen Seins. Das Buch beinhaltet Anregungen und leichte Übungen, die Sie liebevoll aufmuntern, Ihre Individualität zu leben. Wohlbefinden, Zufriedenheit und Glück warten darauf, von Ihnen erlebt zu werden. Trauen Sie sich zu, diese achtsame Reise anzutreten. Raus aus der Mittelmäßigkeit, hinein in Ihre Persönlichkeit. Ihre Potentiale und Talente übernehmen die Zielführung, Ihr inneres Kind stärkt Ihre Entwicklung. Lösen Sie sich von alten Glaubensmustern und Vorstellungen, die Sie in Ihrer Entfaltung behindern. Eine Vielzahl an Möglichkeiten, Zufriedenheit und Wertschätzung warten auf Sie.

Inhaltsverzeichnis

EINE GEWICHTIGE REISE

Zwischen meinem höchsten und meinem niedrigsten Gewicht, seit ich erwachsen bin, liegen etwas über 30 kg. Das sind mehr als 120 Stück von den 250g-Päckchen Butter, es sind 1,5 Spanferkel, etwas weniger als 2 volle Kästen mit Glaswasserflaschen oder 3 große Gießkannen Wasser. Für manche erscheint es viel, für andere mag es wenig sein. Für mich ist es, wie es ist.

Nach vielem vielen Höhen und Tiefen während meiner Abnehmversuche habe ich schlussendlich ein Gewicht gefunden, mit dem ich gut umgehen kann. Nicht ein Gewicht, das zu mir passt oder mit dem ich besonders hübsch bin, wobei das „Schöne" immer im Auge des Betrachters liegt. Nein, ich habe mich für ein funktionelles Körpergewicht entschieden. Eines, mit dem ich mich nicht zwingen muss, anders als sonst zu essen. Eines, das +/- 2 kg stabil bleibt. Eines, das keine Zwänge und kein Leid erforderte. Warum ich dies so machte? Weil ich praktisch veranlagt bin. Ich habe Diäten ausprobiert. Ich kenne den Jo-Jo-Effekt. Sport mochte mein Körper nicht mehr, er wurde nach sportlicher Betätigung schnell krank. Es war ein Kompromiss, miteinander auszukommen. Der Geist mit dem Körper, der Körper mit dem Geist.

Früher habe ich viel ausprobiert. Sport war meine Leidenschaft. Ich konnte trainieren, immer mehr, bis zur Verletzung und der damit verbundenen Verletzungspause. Ich wollte mich zwingen, schlanker zu werden. Ich versuchte es mit Ernährungsumstellung. Die Schokolade landete im Mund, bevor ich es bemerkte. Ich versuchte es mit Karma-Auflösung, mit Selbsthypnose, mit anderem Essen, ohne Essen, mit Essen und Erbrechen. Immer wieder zog es mich zu Schokolade, Haferflocken, Salzigem oder auch im Wechsel, eines nach dem anderen.

Ich erfuhr, dass mir Gewicht eine gewisse Gewichtigkeit gab, einen Stand, eine Standfestigkeit. Auch eine Bewegungsunfähigkeit oder zumindest eine Bewegungsbeeinträchtigung, die ich manches Mal als Halt empfand. Viel zu essen, schien mir meiner eigenen Meinung Stabilität zu verleihen. Ich hielt mich förmlich am Essen fest. Ich war froh, ein Gewicht erreicht zu haben, mit dem ich mit mir und der Umwelt zurechtkam.
Erst später begriff ich, dass ich ein Körpergewicht hatte, mit dem ich nicht abheben konnte. Abheben vor Freude, Stolz, Übermut, Wut, Zorn, Ärger. Abheben oder zu fliehen vor dem Alltag, den Missständen, dem Unerträglichen. Ich war unflexibel.
Ich lernte nach und nach, dass das Essen mir nicht dabei half, einen Halt zu bekommen, dass ich mich trotz des vielen Essens leer fühlte, einsam, verlassen, getrennt. Es hat lange gedauert, ehe ich mir eingestand, dass Essen eine Art Trost war, der nicht lange anhielt. Ich brauchte einen anderen Weg, je mehr mir bewusst wurde, dass diese Massen an Essen mir nicht guttaten. Und je mehr eingeschränkte vorgeschriebene Mengen an Essen nicht funktionierten, desto mehr wollte ich aus der Essensfalle heraus. Doch was fehlte mir wirklich? Damals wusste ich es nicht. Ich erfuhr es erst an dem Tag, an dem ich mich entschied, mein Innerstes wieder fühlen zu wollen. Ich wollte meine Mitte kennenlernen. Ja, es war eine bewusste Entscheidung. An dem Tag, als ich merkte, wie schlecht ich mein Inneres fühlte.
Mit „Innerem" meine ich nicht nur meine eigenen Gefühle. Nein, ich konnte kaum meine Atembewegung spüren. Meinen Herzschlag gar nicht. Ich konnte mir nicht vorstellen, wie meine Organe im Körper platziert sind. Ich hatte absolut kein Gefühl, wie es in meinem Inneren aussah.
Für mich geht es beim „Gewicht-Loslassen" darum, einen Weg zu finden zu einem Miteinander mit mir selbst. Eine Verbindung beizubehalten mit sich selbst, aber auch mit

der eigenen Umwelt. Flexibel zu bleiben, ohne übermäßige Schutzmaßnahmen, aufgetürmten Konfliktschichten oder Giftschichten im oder um den Körper herum.
Der Pfad des Abnehmens ist ein Weg der Selbsterkenntnis. Ebenso die Route aus der Magersucht in ein Essvergnügen oder der Weg des Bulimie-Erkrankten in ein regelmäßiges, gesundes Essverhalten ohne Erbrechen.
Wenn Sie essen, führen Sie sich etwas zu, und Sie entscheiden, wofür es Ihnen dienlich ist. Benötigen Sie Gewicht, um nicht abzuheben? Brauchen Sie weniger Körpergewicht, um fliegen oder entfliehen zu können?
Fällt es Ihnen (noch) schwer, zu spüren, welches Essen Ihnen guttut? Oder haben Sie sich schon entschieden für eine vitale Kost, um möglichst gesund zu sein? Sie entscheiden sich unter anderem, wie Sie sich fühlen, indem Sie Ihr Essen wählen.
Trotz aller Motivation und Disziplin gibt es dennoch kleinere Schwierigkeiten. Da Sie sich schon lange ernähren, wie Sie es eben tun, kennt das Ihr Körper. Er hat sich darauf eingestellt. Das Gehirn, der Darm, die Darmbakterien. Jede Zelle weiß, wann es Zeit ist aufzustehen, zu frühstücken, wann der Kaffee kommt, was sie tun muss, um Sie dazu zu bringen, Süßes zu essen, wann Sie schlafen gehen werden, wie Ihre Abwehrstrategien funktionieren und wie Sie Ihre Emotionen mit Ihrer Nahrung in Verbindung bringen.
Frustesser essen (gerne) aus Frust, während andere vor lauter Ärger oder Aufregung nichts mehr hinunterschlucken können oder möchten. Essen kann Genuss sein, beruhigen, betäuben oder auch übel aufstoßen.
Es ist unsere antrainierte Strategie, mit dem Leben fertig zu werden. Essen in Gesellschaft, Essen um nicht aufzufallen, Essen aus Langeweile. Was es da nicht alles gibt. Doch wie finden Sie heraus, was Ihnen wirklich guttut?

Ich habe angefangen, morgens frisch gepresste Säfte zu trinken, weil ich zufällig herausgefunden habe, dass ich sie morgens gut vertrage und mag. Am Anfang war der Stuhlgang sehr weich, aber das gab sich nach einigen Wochen. Als ich dann unbedingt ausprobieren wollte, was andere daran finden, sich ohne Gluten zu ernähren, erlebte ich mein blaues Wunder. Zwei Wochen wollte ich versuchsweise auf Gluten verzichten. Aus reiner Neugierde. Der Verzicht auf alles, was Gluten enthält, bedeutet: Kein Weizen, kein Dinkel, kein Roggen,... also kein reguläres Brot, keine Nudeln, und Verzicht auf alles, was mit normalem weißem Mehl gemacht wird. Ich wich auf Linsen- und Erbsennudeln aus, versuchte mich an glutenfreien Mehlmischungen. Ich war entsetzt, wie kleisterartig sich für mich der Teig anfühlte. Ich backte Saatenbrote aus Backmischungen, diese fand ich unglaublich gut. Später mischte ich mir meine eigenen Rezepte zusammen.
Ich aß kein Brot mehr, was den Verzicht auf Käse und Wurst nach sich zog. Der Saft am Morgen reichte mir. Anschließend ein leckeres Mittagessen. Abends eine Suppe oder etwas Leichtes.
Nach zwei Wochen entdeckte ich zum ersten Mal, dass mein Körper „Stopp“ sagte. Mein Sättigungsgefühl setzte ein. Obwohl ich noch nicht diese Schwere, diese Müdigkeit bekommen hatte, die ich mit „normalem Essen“ eines vollen Tellers erreichen konnte, sagte mein Körper: „Stopp!“ Ich bemerkte, dass ich von meiner Portion freiwillig abgab. Das war für mich sehr besonders. Meine frühere Intension war, mindestens gleich viel auf meinem Teller zu haben wie andere. Dadurch, dass ich schwerer war, dachte ich, ich verbrauche mehr Kalorien und hatte deshalb Anspruch auf mehr.
Innerhalb von zwei Wochen veränderte sich meine Einstellung zum Essen. Mein Körper wurde beweglicher. Ich staunte nicht schlecht. Ich bin kein Wissenschaftler, aber meine Erfahrung zeigte mir: Ich komme ohne Gluten bes-

ser zurecht. Auch heute ernähre ich mich noch überwiegend glutenfrei, doch zwinge ich mich zu nichts. Ist mir nach Plätzchen oder Kuchen, dann darf das sein. Schließlich habe ich keine Zöliakie, keine Glutenunverträglichkeit. Ich bin in der Lage, mein Essen frei auszusuchen.
Anstelle von: „Was gebe ich hinein in meinen Körper?“ fing ich an, über das: „Was darf aus meinem Körper heraus und wie?“ nachzudenken.

Meine interessanteste Erfahrung im Hinaus-Aspekt war definitiv die Klyso Handpumpe. Das Klyso ist ein Gerät für eine Enddarmdusche. Es ist ein 65-85 cm langer Gummischlauch mit einer Einhandpumpe.

Ein Teil dieses Schlauchs wird in ein Gefäß mit lauwarmem Wasser gehängt, das Wasser wird angepumpt, bis die Luft aus dem Schlauch entwichen ist. Der andere Teil wird etwas eingefettet (mit Creme oder Öl) in den After gesteckt. Anschließend macht man 4-5 Pumpstöße des bereitgestellten Wassers in den Darm. Dies kann man im Stehen tun.
Da ich aber tollpatschig bin, mit Wasser immer irgendwie herumspritze, mache ich dies auf dem Toilettensitz sitzend. Das Wasser wird in den Enddarm gepumpt. Das Schlauchende wieder herausgezogen. Anschließend darf der Darm entleert werden. Was für ein wunderbares Gefühl, wenn der Darm sauber ist.
Wenn man vorher nicht richtig wusste, wie drücken, um den Kot hinauszubefördern, wenn man in Eile ist, aber der richtige Zeitpunkt zum Entleeren des Endarms noch nicht gekommen ist. Es sich nur noch um Minuten handelt, aber der Termin für die Abfahrt schon ansteht. Wenn man das Gefühl hat, man muss zur Arbeit, aber es geht noch nicht, dann ist das Klyso eine große Hilfe. Das Klyso ist kein großer Aufwand.

Für mich stellt es in dem ein oder anderen Moment eine herrliche Erleichterung im wahrsten Sinne des Wortes dar. Natürlich kann man es nehmen, um keine Fäulnis erregenden Restprodukte im Enddarm zu haben, auch um die Darmperistaltik, die Bewegung des Darmes, anzuregen.
Wenn Sie die Kraft nicht haben, den Kot hinauszubefördern, wenn sich etwas „verhockt" hat. Sie können das Klyso nach Lust und Laune anwenden, wenn Sie denken: „Es tut mir gut."
Was hatte ich für eine Abneigung, dieses Gerät auszuprobieren. Ich soll mich mit meinem Kot beschäftigen? Mir ein Plastikteil in den Hintern stecken? Tut das nicht weh? Nein, es tat mir gut, anhaltend. Ich bleibe dabei, ab und zu, wenn mir danach ist. Nicht immer. Inzwischen darf es auch hin und wieder ein kompletter Einlauf sein. Dieser ist aufwändiger, denn es werden 1,5-2 Liter in dem Darm gepumpt. Dabei verwende ich ein Darmrohr, um das Wasser nicht nur im Enddarm, sondern weiter oben einzuleiten. Für die Anwendung des Einlaufs erschienen ganze Bücher und DVDs. Es gibt sie in den unterschiedlichsten Varianten. Ein-, zweimal ausprobiert, ist es gar nicht mehr schlimm.
Die Entscheidung, sich mit dem Loslassen zu beschäftigen, führte zu dem Gedanken, was sonst noch alles in meinem Körper ist.
Oft hört man von einer Übersäuerung des Körpers. Das ist zum Beispiel der Fall, wenn man sich nicht vitalstoffreich, sondern eher kaffee- und zuckerreich ernährt, die Gelenke schmerzen oder Magensäure aufstößt. Wenn man sich andauernd gestresst fühlt. In diesem Fall gibt es eine einfache Lösung, die Natronkur für den Einstieg:
Die Natronkur hilft der Entsäuerung von Blut, Lymphe und Gewebe: Morgens nüchtern einen halben Teelöffel voll Naturnatron (online kaufen) in einem kleinen Glas mit heißem Wasser (max. 50 °C) anrühren. So heiß wie mög-

lich trinken. Nach 5-10 Minuten ein kleines Glas kühles Wasser mit einigen Tropfen Zitronensaft trinken. Mindestens 15 Minuten mit dem Frühstück warten. Diese Kur 5-10 Tage durchführen, anschließend eine Woche Pause. Daraufhin den Vorgang wiederholen.
Zusätzlich zur Entsäuerung eignet sich gemüse- und obstreiche Kost, leichte Bewegung oder Stretching bevorzugt an der frischen Luft. Vermeidung von übermäßigem Stress und ausreichend frisches Wasser trinken.
Auch ein Basenbad dient der Regeneration und der Entsäuerung. Über den Osmose-Effekt entzieht das basische Badewasser über die Haut dem Körper die Säure. Die Haut ist unser größtes Ausscheidungsorgan. Basenbäder können für die Füße, die Arme oder den ganzen Körper angewendet werden. Sie lassen sich ebenfalls mit Naturnatron machen (auf eine Badewanne 50-100 g Natron, je nach Wasserhärte) oder aber mit entsprechenden Basenbadesalzen verschiedener Hersteller. Das Wasser sollte zu Beginn handwarm sein, im Verlauf wird es durch Zulauf von heißem Wasser in der Temperatur angehoben. Es sollte sich nicht heiß anfühlen (maximal 37 °C). Dadurch kann sich Ihr Körper langsam an eine höhere Temperatur gewöhnen und wird nicht geschockt. Ist das Wasser anfangs zu heiß, öffnen sich alle Poren und sie verlieren eventuell an Energie. Dieses Bad verbessert die Ausscheidungsfunktion über die Haut. Sie können es zwischen 40-120 Minuten andauern lassen. Unterstützend ist es, während des Badens den ganzen Körper oder Teile von ihm im Wasser mit einer Handbürste zu bürsten. Anschließend bitte nicht duschen, sondern sich in eine Decke einkuscheln und nachruhen.

Ich hörte von einer Biofilmreinigung für den Darm.
Der Darm sowie alle anderen Organe, die innen Hohlräume aufweisen, können Ablagerungen an den Wänden tragen. Diese sind vergleichbar mit der schleimigen, stin-

kenden, schwarzen Schicht innen in unseren Abflussrohren. Haben Sie diese schon einmal entdeckt? Anscheinend schafft es unser Körper bei unserer Ernährungs- und Lebensweise nicht, diese wieder aus unserem Körper herauszubefördern.
Dafür gibt es dieses Pulver aus Palmrinde und Okraschote. Ein paar Tage getrunken, ohne etwas anderes zu essen, plus die abführende Cassia Fistula getrunken und Sie wissen, wie ein Biofilm aussieht. (Im Internet bekommt man anschauliche Darstellungen des Biofilms sowie Material und eine Anleitung zu dieser Art der Reinigung).
Der Biofilm war weg. Ich fühlte mich leichter, aber noch nicht besser. Da erinnerte ich mich an die alte Leber-Gallenreinigung, die ich früher gemacht hatte. Eine Freundin erzählte mir, dass es eine neuere, durchdachtere Version von Veronika und Florian Sauer gibt. Ehrlich gesagt hatte ich diese Reinigung auf die alte Art schon drei- bis viermal gemacht. Seit dem letzten Mal hatte ich ein Stechen in der Lebergegend, das nicht mehr weggehen wollte, weshalb ich sie vor Jahren zur Seite legte. Sie war mir zu gefährlich.
Florian Sauer kennt sich mit Entgiftungskuren aus. Seine Therapievorschläge sind wohl durchdacht und mithilfe einer DVD, die man bei ihm erhält, kann man kaum etwas falsch machen, sollten Sie es zu Hause durchführen wollen.
Die Leber-Gallenreinigung besteht aus vorbereitenden Safttagen, Entgiftungsunterstützung und einem Öl- und Zitronendrink nach Anweisung. Anschließend sollten Sie sich Zeit für den Aufbau und für weitere Entgiftungsmaßnahmen nehmen, um eine Rückvergiftung zu vermeiden. Dieses ist alles sehr detailliert in seinem Programm dargestellt. (Ein Tipp von mir: Stehen Sie am Tag der eigentlichen Leber-Gallenreinigung nachts lieber nicht auf, wenn es nicht unbedingt notwendig ist, mein Kreislauf war nicht

stabil… Erst am nächsten Morgen, fühlte ich mich wieder kräftiger). Auch hier ist es sehr spannend, was ein Körper ausscheiden kann. Ob es nun wirklich Gallensteine sind, Parasitenreste oder Schleim, es scheint nur mit dieser Leber-Gallenreinigung herauszukommen. Auch hier bekommt man anschauliches Material im Internet. Ich persönlich finde diese sehr effiziente Methode der Familie Sauer wunderbar.

Was ich damit sagen möchte. Wer abnehmen will oder zu sich selbst finden möchte, muss sich mit Loslassen beschäftigen. Es ist bekannt, dass in unserem Fett Giftstoffe gespeichert werden. Was läge ferner, als sich entgiften zu wollen? Ich denke nicht, dass es nur um das Loslassen von Kilos geht. Schließlich haben wir uns diese mehr oder weniger mühevoll angeeignet, einverleibt, vielmehr mit uns herumgetragen. Warum haben wir uns diese Last auferlegt? Was genau hat dieses Körpergewicht bezweckt?

Ja, es gab mir Gewicht zur Erdung, aber es engte mich auch in meiner Freiheit ein. Ein Sprichwort besagt: „Ein beweglicher Geist hat einen beweglichen Körper." Ich denke, ein elastischer Körper hat auch einen flexiblen Geist. Aus welchem Grunde also lassen wir zu, uns in unserer Bewegungsfreiheit oder unserer Gedankenfreiheit einzuschränken?

Es sind Konditionierung, Rebellion, falsche Schlussfolgerungen, Verteidigungsmuster, Glaubensmuster, Hilferufe und die Unfähigkeit, (innerliche und äußerliche) Konflikte zu lösen. All das, durch das wir uns überzeugt fühlen, einfacher überleben zu können oder auch gesellschaftlich anerkannter zu sein. Oder um uns kurzfristig wohler, besser, (ge-)haltvoller zu fühlen.

Nehmen wir das Beispiel Konditionierung. Alle sitzen am Kaffeetisch. Es gibt Kaffee, Tee und gut aussehenden Kuchen. Alleine schon die Tatsache, den Kaffee oder den Kuchen abzulehnen, zählt als unhöflich. Kuchen, Süßes

an sich gilt als etwas Luxuriöses. Man konnte es sich früher schlichtweg nicht leisten. Im Krieg waren unsere Großeltern froh, wenn sie Zucker besaßen, er war kostbar. Auch heute ist Zuckerhaltiges wie Kuchen, Schokolade, Bonbons eine Zwischenmahlzeit, die man sich gönnt. Eine Auszeit aus dem Alltag, ein kleiner Miniurlaub im Stress der Gegenwart. Stellen Sie sich vor, anstelle des süßen Stückchens isst Ihr Kollege eine Kohlrabi. Löst das bei Ihnen das gleiche Gefühl aus, als äße er ein süßes Plunderstück, frisch vom Bäcker? Wer keinen Zucker mehr isst, muss sich vor anderen erklären, er wird zum Außenseiter. Unsere Zuckerindustrie ist riesig, ihre Lobby entsprechend. In fast jedem Fertiggericht ist Zucker enthalten. Die Muttermilch ist süß. Von klein auf sind wir an Süßes gewöhnt. Zusammen mit der Erinnerung an die Muttermilch oder deren Ersatz gibt es uns ein Gefühl von Vollkommenheit, Geborgenheit, Fülle. Wenn Sie auf Zucker verzichten wollen, welcher „Ersatz" steht Ihnen bereit? Benötigen Sie einen Ersatz? Was könnten wir alternativ für Zucker einsetzen?
Sie haben recht, es geht nicht nur um Zucker. Es gibt auch den Hype auf Cremiges, Salziges, Saures, alles nacheinander, miteinander und nebeneinander.
Kennen Sie Ihr Essverhalten? Essen Sie gerne intensiv genüsslich? Wie lange kauen Sie? Wo sind Ihre Gedanken beim Essen? Wie fühlen Sie sich vor dem Essen, während und nach dem Essen?
Kennen Sie die Farbe und die Konsistenz Ihres Stuhlgangs?
In dem Maße, in dem Sie sich beobachten, erkennen Sie sich. Sei es über die Einnahme, die Ausscheidung oder durch das Gefühl, das Sie mit dem Essen verbinden. Über die Beobachtung Ihrer Gedanken, die Betrachtung Ihrer Körpersprache, Bewegung, Leidenschaft oder Erregung in jeglicher Hinsicht. Respektieren Sie Ihre Emotionen, geben Sie Ihnen einen Platz ohne Bewertung. Las-

sen Sie sich auf sich ein und verbinden Sie sich wieder mit sich selbst.
Anerkennen Sie sich, ohne dass Sie sich selbst etwas beweisen müssen und ohne sich selbst zu bewerten.
Ich bin überzeugt, wenn Sie abnehmen oder zunehmen oder aber auch nur Ihre Nahrungsaufnahme vitaler gestalten möchten, dann sollten Sie sich mit sich selbst beschäftigen. Denn Sie bestimmen, was hinein- und was herauskommt. Sie entscheiden durch Ihre Nahrungsaufnahme, welches bakterielle Milieu in Ihnen lebt. Sie bestimmen, ob Sie sich körperlich und geistig beweglicher fühlen möchten oder nicht.
Sie entscheiden, ob Sie so weiteressen, wie viel Sie trinken, wie viel Sie sich bewegen möchten. Welcher Tätigkeit Sie nachgehen und wie stark Sie sich in Ihrer Arbeit engagieren wollen. Welches oder ob Sie überhaupt ein Hobby haben. Wir denken, wir sind fremdgesteuert, aber eigentlich haben wir die Möglichkeit, aus jeglichen Konditionierungen auszusteigen. Die einzige Folge ist, dass wir glauben, uns dabei anderen erklären zu müssen. Wir werden zu scheinbaren Außenseitern. Müssen Sie sich wirklich erklären? Was wäre schlimm daran, einer Minderheit anzugehören? Haben Sie Angst, nicht mehr beliebt zu sein? Wenn Sie sich selbst anerkennen, dann haben Sie immer einen guten Freund an Ihrer Seite. „Die Liebe Ihres Lebens."
Müssen Sie sich erklären, dass Sie anders sind als andere? Wer ist denn gleich? Wir sind alle unterschiedliche Individuen. Keiner ist gleich, ein wenig ähnlich vielleicht, aber es gibt keinen auf der Welt, der so ist wie Sie. Auch wenn Sie ein Zwilling sein sollten. Sie sind und bleiben einzigartig. So sollten Sie auch essen und denken.
Wenn Sie also bereit sind, sich Ihrer Verantwortung als Individuum zu stellen, dann fragen Sie sich: Was macht Sie besonders? Was macht Sie einzigartig? Welche Gaben, Talente, Potenziale haben Sie? Leben Sie diese?

Kennen Sie sich und Ihre Möglichkeiten? Stehen Sie zu 100 Prozent zu sich? Und wie viel sind Sie wert, wenn Sie nichts machen? Ich hoffe eine ganze Menge!!!
Wie kommen Sie mit dem Außen zurecht, mit Anfeindungen, Lob, Kritik und Meinungsfreiheit? Sind das Themen für Sie? Passen Sie sich an oder gehen Sie Ihren eigenen Weg? Verändern Sie sich, um dazugehören zu können? Werden Sie geliebt? Lieben Sie sich selbst? Gibt es in Ihrer Vorstellung einen Weg, den Sie integer, authentisch und vollkommen gehen können, im Einklang mit Ihrer Umgebung? Mit Ihrem sozialen und/oder beruflichen Umfeld? Ja? Nein? Warum nicht?
Wer, wenn nicht Sie selbst, kennt Ihre Gefühle, Ihre Gedanken, Ihre Ängste, Ihre Wahrheit?
Wer kennt Ihre Wünsche und Bedürfnisse besser als Sie? Ich hoffe niemand. Lernen Sie, ehrlich zu sich selbst zu sein. Nehmen Sie sich Zeit für sich und Ihre Bedürfnisse. Erfüllen Sie sich Ihre Visionen, leben Sie wieder Ihren Traum. Sollten Sie je vergessen haben, was Ihnen Spaß bereitet, erinnern Sie sich daran, was Sie als Kind oder Jugendlicher gern gemacht haben. Spielten Sie lieber drinnen oder draußen? Waren Sie sportlich ambitioniert? Eine Leseratte oder bastelten Sie gerne? Haben Sie Gedichte geschrieben, gemalt, Musik gehört, mit Tieren gearbeitet oder im Garten gewerkelt? Was möchten Sie tun, was im Moment völlig sinnfrei erscheint? Was könnte es sein, außer Pflichtbewusstsein, mit dem Sie Ihre Zeit vertreiben wollen? Beobachten Sie, ob es Sie ausgleicht und glücklich macht. Sollte dies der Fall sein, dann wiederholen Sie es immer wieder. Sollte dies nicht so sein, suchen Sie sich etwas anderes zum Ausgleich. Warten Sie nicht auf eine Anerkennung oder ein gut gemeintes Lob von anderen. Machen Sie es nur für sich.
Was könnten Sie tun, um sich selbst ein Geschenk zu machen? Eine Uhr, ein Paar Schuhe, einen schönen Waldspaziergang, eine Visionssuche, eine Massage oder

gleich einen ganzen Wellnessurlaub? Was vermissen Sie? Und wie können Sie es umsetzen, dass Sie es bekommen? Ist es wirklich das, was Ihnen fehlt?

Nutzen Sie die Ausrede, Sie hätten keine Zeit? Setzen Sie sich die Prioritäten so, dass Sie Ihre liebste Nummer 1 sind. Warum nicht? Wer hat es nötiger, und was haben Sie davon? Funktionieren Sie gut, wenn Sie Nummer 2, 3, 4, 5, 6... sind? Wann tanken Sie auf und wie geht das für Sie am einfachsten?

Im Flugzeug werden Sie immer wieder aufgefordert, im Falle eines Notfalls sich zunächst selber die Sauerstoffmaske aufzusetzen. Erst wenn Ihr Leben gesichert ist, dürfen Sie Ihren Kindern und Sitznachbarn helfen. Sie werden sonst keine Kraft mehr haben, zu überleben. Im echten Leben kann es Ihnen auch passieren, dass Ihnen die Luft wegbleibt, wenn Sie nicht selbst auf sich achten.

Bereisen Sie einen Weg, auf dem Sie sich spüren und Ihre Bedürfnisse wahrnehmen. Finden Sie eine Möglichkeit, dies im Einklang mit Ihrem Umfeld zu tun. Meine Erfahrung zeigt mir Schritt Nummer eins: Was will ich wirklich? Das ist oft der schwerste Schritt. Habe ich mich entschieden, so zu sein, wie ich sein will, werde ich es ausstrahlen und mein Umfeld nimmt es wahr, noch ehe ich Erklärungen abgebe.

Es ist Ihre Aufgabe, für sich einzustehen. Es ist Ihre Entscheidung, sich ihren Ängsten und tiefsten Gedanken zu stellen. Es ist Ihre Lösung, alte Verhaltensmuster loslassen zu wollen. Diese Entscheidung sollte tiefgründig sein, unfehlbar, unzweifelhaft. Sie muss in der Tiefe Ihres Seins liebevoll und achtsam entschieden werden. Um dort hinzugelangen, müssen Sie bereit sein, sich zu fühlen, anzuschauen, sich zu riechen, sich zu schmecken und sich selbst zuzuhören. Öffnen Sie Ihre Sinne für Ihr Dasein. Beobachten Sie sich mit all Ihren Möglichkeiten der Wahrnehmung. Bewerten Sie sich nicht. Entscheiden Sie sich, wie Sie jetzt und in Zukunft leben möchten. Die Vergangenheit war und ist unabänderlich. Die Gegenwart und die Zukunft können Sie beeinflussen. Beenden Sie die Verstrickungen der Vergangenheit. Lösen Sie sich von Anfeindungen, Schuldgefühlen, von alten Emotionen wie Trauer, Abneigung, Abspaltung, Lieblosigkeit, fehlerhaftem Verhalten etc., indem Sie sich entscheiden: „Es darf gewesen sein." Schauen Sie das Gewesene leicht und mit Anmut an. Respektieren Sie Ihre Vergangenheit mit all den „Mittätern". Anschließend lassen Sie das Übel, den Schmerz, die Täter-, Opfer- oder Retterrolle los und kommen in die Gegenwart. Entlassen Sie sich und andere aus der Schuld oder beschließen Sie, mit der Verantwortung zu leben. Hier entscheiden Sie neu über Ihr Schicksal, frei von Vergangenem, losgelöst von Verstrickungen.

Sie sehen weiterhin Hindernisse? Sie meinen, Ihre Kollegen, Ihre Familie oder Freunde würden es nicht zulassen, dass Sie sich ändern? Wo stehen Ihre Hindernisse wirklich? Kann es Ihre Darmschleimhaut sein, die nicht mehr aufnehmen kann, weil so viel an ihr haftet? Ist es die Leber, die nicht mehr entgiften kann, weil sie so schwer belastet ist, sind Ihnen (Gallen-)Steine ein Hindernis oder Parasiten im Inneren wie im Äußeren? Bekommen Sie keine Luft mehr? Steht Ihnen das Wasser schon bis zum Hals?

Das Außenleben lässt sich oft nicht so abwandeln, wie wir es möchten. Wir können andere Menschen nicht ändern. Was wir können, ist, uns zu transformieren. Wir können unser Inneres verändern, entgiften, umdenken und damit Hindernisse aus dem Weg schaffen. Ein Naturgesetz ist: „Wie im Außen so im Innen" beziehungsweise: „Wie im Innen so im Außen". Räumen wir unser Zimmer auf, fühlen wir uns innerlich zufriedener. Ordnen wir aber unser geistiges oder physisches Innen durch Gedankenkontrolle, Meditation oder körperliche Entgiftung, so werden Sie erstaunt sein, wie das Außen auf uns reagiert. Seien Sie

bereit für Prozesse, die schon lange bereitstehen, um Sie gesünder leben zu lassen. Seien Sie bereit für Veränderung, indem Sie tun, was Ihnen guttut. Auf Dauer nachhaltig und selbst anerkennend.
Brauchen Sie die Liebe oder Anerkennung des Außen, von Ihrem sozialen oder beruflichen Umfeld? Inwieweit? Was tun Sie dafür? Hier zeigen sich Dinge unserer unbewussten Handlungen. Lassen Sie sich Zeit, diese Fragen zu beantworten.

Setzen oder legen Sie sich bequem hin. Atmen Sie ein paar Mal tief durch. Hören Sie in sich hinein. Erleben Sie Widerstände gegen diese Fragen oder spontane Antworten? Wie fühlt sich Ihr Innerstes an? Klar, aufgeräumt, als großer oder kleiner Raum, chaotisch, nachhaltig organisiert? Merken Sie, dass Sie mit Ihrer Umgebung vernetzt sind? Oder möchten Sie etwas oder jemandem aus dem Weg gehen?
Fühlen Sie sich verbunden mit der Natur? Einem Gott oder mehreren Göttern beziehungsweise einer höheren Autorität oder höheren Mächten? Fühlen Sie sich von etwas unterstützt? Haben Sie einen inneren oder äußeren Führer? Oder beides?
Können Sie (noch) fühlen? Geben Sie Ihrem Partner die Schuld, dass die Beziehung nicht mehr funktioniert? Hat es geschmerzt, wehgetan, seine Kühle oder Lieblosigkeit, seine eigene oder Ihre Verletzung zu erkennen? Haben Sie sich entschieden, nicht mehr wahrnehmen zu wollen?

Wahrscheinlich wurden Sie in Ihrem Leben irgendwann einmal von jemandem verletzt. Vielleicht öfter oder von mehreren Menschen oder Tieren. Ist diese Verletzung nicht gut eingeordnet in Ihrem System, kann sie dazu führen, dass Sie sich eine Mauer um sich herum gebaut haben. Diese kann sich in der Gestalt von Fettschichten darstellen, aber auch in Form von Rückzug, Flucht, Tot-

stellen, Bissigkeit oder einem lauten Bellen, wenn wir es in die Tiersprache übersetzen. Was ich meine, ist, dass Sie vielleicht vorzeitig Verteidigungsmuster einsetzen, ehe Sie überhaupt angegriffen werden. Dazu gehören aggressives Benehmen ebenso wie Kaltschnäuzigkeit, zickiges Verhalten, verbale Attacken. Oftmals verbunden mit körperlicher Starre oder einem energetischen oder physischen Rückzug bis hin zu einer selbst gewählten Isolation. Achten Sie genau auf sich, wie Sie reagieren, wenn jemand auf Sie zukommt, wenn jemand etwas von Ihnen möchte oder erwartet. Können Sie ohne Probleme „Nein" zum Ausdruck bringen? Können Sie „Stopp" sagen? Sind Sie in der Lage, sich zu wehren?
Mir ist aufgefallen, dass es Menschen gibt, die für andere „Stopp" sagen können, nicht aber für sich selber. Sie setzen sich für andere ein, nehmen sie in Schutz, sind dennoch nicht in der Lage die gleiche Gegenwehr für ihre eigenen Bedürfnisse aufzubauen.

Für mich ist die Verdichtung unserer Schichten durch ein Zuviel an Kilos wie eine Verlangsamung der Informationen, die zu uns durchkommen. Ähnlich einem Schalldämpfer, der den Ton dämpft, ihn aber auch verändert. Oder wie eine Fahrt durch dichten Nebel. Kommt nun unser Verteidigungsmuster hinzu, gehen wir schnell in Schuldzuweisungen. „Der Nebel ist schuld." „Damals hat man mich verletzt." „Ich wurde nie geliebt." „Ich war nie gut genug." „Ich wurde abgelehnt."
Aus irgendeinem Grund möchte der Verstand das „Damals" nicht als vergangen ansehen. Der Intellekt wehrt sich gegen seinen scheinbaren Angreifer, als wäre es auch heute noch so. Das Innere soll geschützt werden. Die alten Verwundungen sind im Körper eingebettet, unnahbar, nicht spürbar, scheinbar weit weg. Nur an Ihrer Bissigkeit, Ihrer Nervosität, Ihrer Unruhe, Ihrer Gefühllosigkeit oder Ähnlichem merken Sie, dass diese Verletzung

noch existiert. Entscheiden Sie sich im Inneren, wieder fühlen zu wollen, beschließen Sie eine Neu- oder Umordnung Ihrer Traumen und Verwundungen. Gleichzeitig entscheiden Sie sich höchstwahrscheinlich unbewusst für eine Gewichtsabnahme beziehungsweise bei Untergewicht zu einer Gewichtszunahme. Ich nehme an, dass ein „sehr wenig" an Gewicht auch eine Art ist, sich zu betäuben, sich unsichtbar zu machen, weniger Fläche zu haben, an der man sich und die Umwelt spüren kann. Vielleicht meint man, weniger Angriffsfläche zu haben.
Wenn Sie Ihr Übergewicht loslassen, werden Sie einen schnelleren Zugang zu Ihrem Innersten haben. Schließlich müssen Sie dann nicht durch die großen Fettschichten gehen. Nicht mehr durch die Gifte und Hindernisse, die Sie nicht so gerne anschauen. Mit Ihrem Idealgewicht wird es leichter werden, das Innere zu erleben. Ebenso werden Sie das Außen einfacher erkennen können. Und das Außen wird Sie im Inneren schneller wahrnehmen können. Das kann zunächst erschrecken. Vielleicht erscheint Ihnen das Außen noch bedrohlich? Sie wurden vom Außen zu sehr durch Taten oder Worte, durch Trauma, Unfall oder Verlust verletzt. Sie werden nicht daran vorbeikommen, eine neue unbekümmerte Strategie entwickeln zu müssen. Vertrauen Sie Ihren Fähigkeiten, Gefahren frühzeitig zu sehen, Harmonien zu erkennen, Dankbarkeit zu erleben und Selbstheilung durch Fürsorglichkeit zu aktivieren.
Wenn Sie „zu wenig Gewicht" haben: Wenn Sie sich mit Fürsorge nähren, sich pflegen und entgiften, ist dies auch ein Zugang zu Ihrem Innersten.

DIE REISE NACH INNEN

Die Reise nach innen dient der Annäherung an das eigene Ich. Sie ist dafür gedacht, die eigene Mitte zu finden und mit sich selbst in Einklang zu kommen. Es geht nicht darum, etwas Verborgenes zu finden, sondern einfach nur darum, sich selbst besser kennen zu lernen.

Als ich mich aufmachte, meine Mitte, mein Innerstes wiederzufinden, war ich in einem (aus heutiger Sicht) sehr übertriebenen Zustand der Feindseligkeit. Wenn ich ehrlich bin, dann empfand ich damals oft schon die Bäume am Wegesrand für mich als potenzielle Gefahr. Aber das hätte ich natürlich niemandem gesagt. Auch mein Verstand konnte das nicht verstehen, denn er wusste ja, dass mich diese Bäume nicht angreifen können. Doch meine Gefühle teilten mir damals deutlich mit, dass das Außen wirklich bedrohlich sein könnte. Ich war verschreckt, zurückgezogen, enttäuscht. Nach außen wurde ich anders wahrgenommen, ich lachte viel und hatte immer einen guten Rat. Ich selber schaute und fühlte selten in mich hinein.

Ich war empathisch nach außen, sensibel im Inneren. Es war mir möglich, Gefühle der anderen Menschen wahrzunehmen und sie mit dem zu versorgen, was sie therapeutisch brauchten. Doch ich mochte nicht, dass ich mich von ihnen nähren ließ. Ein Zuviel an Respekt vor der Autorität, ein Zuviel an Angst, sie könnten mir etwas Böses antun. Die Vorstellung, sie könnten mich auslachen oder ich könnte mich blamieren, hielt mich davon ab, das Gute, Versorgende von ihnen wahrzunehmen und anzunehmen. Ich hatte keine Ahnung, wie liebevoll ich mit mir umgehen konnte, oder dass ich es überhaupt wollte. Zwar hatte ich eine gewisse Selbstachtung, ich kannte meine Möglichkeiten, auch Potenziale und Talente. Ich wusste aber nicht so richtig, warum ich mich nicht selbst akzeptierte. Durch innere Einsicht, Kinesiologie und eine Menge Geduld erkannte ich, dass ich enttäuscht war, weil ich manches Mal nicht erhalten habe, was ich wollte. Vielleicht hatte ich nicht ausgedrückt, was es war. Eventuell wäre es nicht erfüllend gewesen es zu bekommen. Ich wollte etwas zu einem von mir bestimmten Zeitpunkt, an dem ich es nicht erhielt. Diese Enttäuschung führte zu Trotz. Und der dazu, dass ich meine Bedürfnisse nicht mehr erfüllte. Es war meine Rebellion. Ich schämte mich für das ein oder andere Verhalten und auch für die Fehler, die ich in der Vergangenheit gemacht hatte. Ich merkte, wie ich gegen meine Erinnerungen ankämpfte. Ich wollte sie nicht zulassen. Die Erinnerung, wie ich als Kind gehalten und geliebt wurde, die freundlichen Worte, ich wollte sie einfach nicht mehr spüren. Es fiel mir schwer, mich an erfreuliche Lebenssituationen zu erinnern. Ich weiß, dass ich eher keine oder nicht so schöne Erinnerungen abgespeichert hatte. Diese dazu immer mit dem Gefühl von Vorsicht. Anscheinend gab es irgendetwas, wovon ich mich losreißen wollte. Mein Weg führte dahin, das vergessen zu wollen, was mich festhielt. Berührung, freundliche Worte, angenommen werden, verbunden sein, ein Miteinander und gegenseitige Unterstützung.

Statt Zuneigung gab ich mir Schokolade. Sie dämpfte den Konflikt zwischen geliebt werden wollen und Liebe nicht spüren oder ertragen können. Die Süße der Schokolade erheiterte mich sofort. War sie im Mund, war alles andere vergessen. Sie stoppte mein Gedankenkarussell, meinen inneren Kritiker.

Mit Schokolade konnte ich mich besser konzentrieren. Sie gab mir Ruhe. Klienten berichteten mir später Ähnliches. Hatten sie viel „Ungesundes“ gegessen oder Alkohol getrunken, verschwand die Gedanken-Autobahn und es wurde ruhiger in ihnen. Die Ursache aber wurde nicht verarbeitet. Der Konflikt, der Stress, die Unruhe wurden dadurch nicht dauerhaft gelöst. Die Schokolade war nur

ein kleines Innehalten. Sobald die Suchtstoffe verflogen waren, waren die Probleme alle wieder da.
Es war gar nicht die Angst, geschimpft, geschlagen, geoder enttäuscht zu werden. Nein, ich hatte auch eine Furcht entwickelt, das Nette, Liebevolle anzunehmen. Es löste Unruhe in mir aus. Erinnerungen an Ver- und Beurteilungen, Unzulänglichkeiten, Unfriede. Gedanken an Szenen in meinem Leben, die ich nicht verstanden hatte und deshalb nicht einordnen konnte. Ich empfand mich nicht als stark oder intelligent, auch nicht als schnell genug. Ich war zu wenig pfiffig, rhetorisch eher ungeschickt. Körperlich konnte ich mich durchsetzen. Das schien meine Stärke zu sein. Diese Möglichkeit entdeckte ich für mich, um mich zu wehren, standfester zu werden. Die muskuläre Stärke und die Körperfülle wuchsen.
Ich empfand körperliche Stärke im Vergleich zu Feinfühligkeit oder Sanftmut als überlebenssicherer. Deshalb spaltete ich die Möglichkeit ab, anmutig, friedlich und sanftmütig durchs Leben zu gehen. Ich kam mit meiner körperlichen Durchsetzungskraft scheinbar besser zurecht. Nun aber wollte ich diese Entscheidung rückgängig machen. Das bedeutete eine Wende um 180 °, zumindest im Inneren. Mein Innerstes erwartete Feindseligkeiten, mit denen ich mit meiner antrainierten Stärke umgehen konnte. Es war meine Art, Grenzen zu spüren. Anzustupsen, um eine kontrollierbare Reaktion des Gegenübers zu bekommen.
Die Wende schaffte ich nur, indem ich mir bewusst machte, was ich wollte. Meine Wünsche und Bedürfnisse musste ich über mein scheinbares Verlangen nach Kraft, Gewicht und Stärke stellen. Sanftmut und Geduld über Gewalt und schnellen Ausgang.
Dafür brauchte ich Mut, meine Innenwelt zu erleben, meine Waffen niederzulegen und eine bewertungsfreie Sichtweise zu erreichen. Vertrauen war das Einzige, was mir einfiel, wenn ich mich ohne meine Pistolen bewegen

wollte. Gleichzeitig ein Wissen, dass nur meine Intuition, also meine inneren Ideen und Gefühle, mich beschützen werden. Ich wollte mich auf das System verlassen, das ich viele Jahre als zu schwach empfunden und abgelehnt hatte. Und alles nur, weil ich die Lösung, die ich 40 Jahre lang benutzt hatte, für überholt hielt. Das war schon ein großer Schritt:

Achtsam und liebevoll von innen nach außen. Also anstatt einem schützenden Auftritt nach außen sich selber auf tiefer Ebene zu vertrauen. Nicht die anderen schlechtmachen oder verurteilen, sondern mich selbst annehmen. Wie ein Einsiedlerkrebs, der sein Haus loslassen muss, weil er umziehen will. Die Phase des scheinbar schutzlosen Ausgeliefertseins.

Stimmte meine Theorie, dass ich auch ohne Verteidigung und ohne Kontrollversuche überleben könnte? Das hört sich übertrieben an, aber genau darum geht es in der Therapie. Wenn ich etwas ändere, kann ich dann besser, gesünder und leichter leben? Oder werde ich zerstört, bin ich zu schwach, wenn ich meinen (scheinbaren) Halt, meinen Rettungsanker aufgebe…?

Mein entscheidender Impuls war, wieder liebevoll mit mir umzugehen und mein Inneres wahrzunehmen.

In dem Moment, in dem ich mich für mich entschied, fiel es mir einfacher, meine Bedürfnisse zu erkennen. Ich konnte sie mir, wie auch den anderen, verständlich ausdrücken. Ich hatte weniger Furcht davor, „falsch zu sein“, weniger Angst vor Be- und Verurteilungen. Ich konnte etwas stehen lassen, wenn ich es nicht gleich verstand. Es beunruhigte mich nicht mehr.

Der Körper veränderte sich. Weil meine Fettpolster schmolzen, bekam ich auch in dieser Hinsicht eine veränderte Sichtweise, einen klaren Zugang zu mir selbst. Nun musste mein Handeln nur noch dem neuen Denken folgen.

Für Folgendes habe ich mich entschieden und ich lade Sie ein, es mir gleich zu tun:
Legen Sie sich bequem hin oder setzen Sie sich aufrecht auf einen Stuhl. Wenn Sie ein gutes Gefühl für Ihr Innerstes haben, wird Ihnen die Übung leicht fallen. Es gibt sicher einige Menschen, die keine Ahnung haben von dem, was Sie im Moment „lesen". Das eigene Innere ist oft das Verborgenste, das wir in uns haben. Wir sind nach außen gerichtet. (Schließlich erwarten wir von dort Liebe, Lob und Anerkennung.)
Legen oder setzen Sie sich bequem hin. Folgen Sie Ihrem Atem. Versuchen Sie liebevoll ein- und auszuatmen. Mit Achtsamkeit. Tun Sie sich etwas Gutes, indem Sie für sich sorgen.
Liebevoll einatmen, die Atemluft hingebungsvoll wieder abgeben. Einfach ausprobieren. So leicht wie möglich, spielerisch. Es muss nicht perfekt sein. Sie dürfen unsicher sein. Atmen Sie ganz normal, nicht extra tief oder häufiger. So wie es unangestrengt möglich ist.
Liebevoll einatmen, behutsam und glücklich ausatmen und umgekehrt. Folgen Sie Ihrem Atem. Spüren Sie eine Bewegung Ihres Körpers?
Können Sie den inneren Atemzug wahrnehmen?
Haben Sie eine Idee, wie Ihre Lunge aussieht oder ob und wie sie sich bewegt?
Spüren Sie Ihren Herzschlag?
Achten Sie auf alles, was im Inneren Ihres Körpers passiert. Nehmen Sie alle Eindrücke mit Ihren fünf Sinnen wahr. Sollten Gefühle auftauchen, benennen Sie diese mit einfachen Worten. Lassen Sie Ihre Bilder, Emotionen und Gedanken an sich vorbeiziehen. Bewerten Sie nichts. Atmen Sie bewusst, aber in Ruhe weiter.
Sie sind vollkommen. Ihre ganze Aufmerksamkeit gilt Ihrem Inneren. Stellen Sie sich vor, wie das Innere eines Körpers in einem Atlas oder Medizinjournal dargestellt wird. Vergleichen Sie diese Darstellung mit Ihren Orga-

nen. Achten Sie darauf, dass Sie Ihren Körperteilen eine dreidimensionale Struktur geben. Die Körperteile sind nicht so flach wie auf den Abbildungen einer Seite, sie haben einen Korpus. Können Sie sich aus verschiedenen Perspektiven im Inneren betrachten?
Alles ist okay. Sie müssen nichts, können aber alles.
Manche nehmen Gefühle, andere nehmen Farben wahr. Weitere sehen Formen, einfach nur schwarz oder bemerken einen veränderten Geruch. Es kann auch ein Temperaturempfinden wie warm oder kalt sein. Wieder andere werden Verspannungen oder Schwere wahrnehmen, ein Druckgefühl oder aber auch Leichtigkeit. Es liegt daran, worauf Sie Ihren Fokus legen. Denken Sie an etwas anderes, werden Sie etwas anderes wahrnehmen. Sie bestimmen das Ziel Ihrer Wahrnehmung. Lösen Sie sich von Vorstellungen und lassen Sie sich auf das Unbekannte, das zu Ihnen kommt, ein.
Stellen Sie sich im Inneren eine Lampe vor, mit der Sie Ihr Inneres erhellen können, wenn es Ihnen zu dunkel erscheint.

Danken Sie Ihren Organen und Zellen, dass sie Tag und Nacht für Sie arbeiten. Lassen Sie Ihre Eindrücke auf sich wirken, dann an sich vorbeiziehen.
Bleiben Sie liebevoll und achtsam zu sich selbst. Respektieren Sie Ihre Wahrnehmung.
Wenn Sie für sich genug wahrgenommen haben, kommen Sie wieder aus Ihrem Inneren hervor.
Wie fühlen Sie sich? Hat Sie die Reise nach innen angespannt oder entspannt? War es leichter oder schwerer als Sie dachten? Möchten Sie diese Reise irgendwann wiederholen?

Es ist schön, wenn Sie verstehen, warum Sie sich nach innen bewegen dürfen. Es ist leicht, es auszuprobieren.

Am besten ist es, wenn Sie Ihren Fortschritt immer wieder überprüfen.
Sich täglich seine Bedürfnisse bewusst zu machen, sich für sich zu entscheiden, ist eine große Bereicherung des eigenen Lebens. Fürsorge für sich und ein Miteinander mit anderen macht zufrieden.

Falls Sie eine Verletzung in Ihrem Inneren gefunden haben:
Sie werden in den folgenden Kapiteln einige Möglichkeiten finden, wie sie diese bearbeiten können. Es geht nicht darum, einen Schuldigen zu bestrafen, sondern darum, die Vergangenheit anzuerkennen. Erfahrungen zu extrahieren, Emotionen wieder zu beleben und zu klären. Indem Sie akzeptieren, wie es war, und wertschätzen, wer Sie sind oder was aus Ihnen geworden ist. Indem Sie dankbar sind für Ihren Weg und Ihre Weggefährten, die Sie auf welche Weise auch immer begleitet haben. Durch Sie konnten Sie neue Erfahrungen erleben. In dem Moment, in dem Sie sich akzeptieren und wertschätzen können, in diesem Moment, in dem Sie zufrieden mit sich sind, in diesem Augenblick gibt es keinen Mangel, keine Fehler und keine Fehleinschätzung. Es entsteht ein gefüllter Raum voller Zufriedenheit, Glück und Dankbarkeit. Dort gibt es keinen Platz für Armut, für „was wäre wenn“, keinen Raum für Ablehnung. Sie können sich dieses Geschenk machen. Nehmen Sie sich diesen Moment Zeit und entscheiden Sie sich, jetzt dankbar zu sein. Halten Sie den Zustand eine Minute lang durch. Wiederholen Sie diesen Gedanken für eine Minute sechs bis zwölf Mal am Tag.
Das ist nicht viel Zeit, aber es gibt Ihnen täglich mindestens sechs bis zwölf Minuten vollkommene Zufriedenheit. Ist das nicht schön?
Kennen Sie diesen Eindruck aus Ihrem Leben oder möchten Sie dieses Gefühl in Ihren Tag integrieren?

Fehlt Ihnen etwas? Wissen Sie, was es ist?
Woher kommt diese Idee von Mangel? Ist es etwas Altes aus früherer Zeit? Etwas Aktuelles? Ein Wunsch, den Generationen vor Ihnen forderten? Oder ist es etwas, das kollektiv, gesellschaftlich in Ihrer Zeit gewünscht wird? Ist es eine Forderung, die für etwas anderes stehen könnte, ein sogenannter Platzhalter? Eine überholte Sehnsucht? Oder ist die Idee topaktuell? Benötigen Sie die Erfüllung dieses Wunsches oder Bedürfnisses wirklich?
Wenn ja: Was passiert, wenn dieser Wunsch nicht befriedigt wird? Wie fühlen Sie sich, wenn der Wunsch erfüllt ist? Sind Sie dann glücklich? Für wie lange? Sind anschließend all Ihre Träume erfüllt?
Können Sie etwas nicht ändern? Akzeptieren Sie es.
Können Sie Fülle und Überfluss spüren? Können Sie Buntheit und Reichtum in Ihrer Vision dankbar annehmen? Sind Sie es sich wert, viel zu bekommen? Steht Ihnen Reichtum und Gesundheit zu? Wie fühlen Sie sich damit, in Ihrem tiefsten Inneren?

Absurderweise fühlte ich mich schuldig, wenn ich viel besaß und gesund war. Ich hatte eine falsche Schlussfolgerung. Ich dachte, es dürfte mir nicht besser gehen als anderen. Das alles natürlich nur auf einer unterbewussten Ebene. Erst, als ich in mich hineinfühlte, konnte ich diese Schuld spüren.
Dürfen Sie reicher und gesünder sein als Ihr Umfeld? Dürfen Sie vitaler sein als andere Menschen, als Ihre Familie? Hindert Sie der Gesundheitszustand Ihres Partners, Ihrer Kinder, Ihrer Eltern daran, selber absolut gesund, fröhlich und zufrieden zu sein? Dürfen Sie glücklich sein, auch wenn Ihre Kollegen, Ihre „Bessere Hälfte“ oder Ihre Familie dies nicht sind? Wieviel gesünder, vitaler und heiterer als andere Menschen erlauben Sie sich zu sein?

Können Sie sich jetzt entscheiden für ein größtmögliches Maß an Gesundheit, Glück und Zufriedenheit im Einklang mit sich und Ihrem Umfeld, der Natur und den höheren natürlichen Gesetzmäßigkeiten? Sind Sie bereit? Entschließen Sie sich jetzt und lassen Sie alle Verletzungen, Glaubensmuster und Verstrickungen los, die Sie behindern, eine bestmögliche Gesundheit, Vitalität und Beweglichkeit auf allen Ebenen zu erreichen. Entscheiden Sie sich bewusst dafür, ein zufriedenes Leben zu führen.
Integrieren, pflegen und nähren Sie Ihre neuen Glaubensmuster und Verhaltensweisen. Danken Sie für Ihre Veränderung.

Der Zustand der Dankbarkeit ist ein zufriedenes Gefühl. Man fühlt sich in diesem Moment vollkommen erfüllt, beseelt, glücklich. Kultivieren Sie dieses Gefühl.

Öffnen Sie sich für Ihr Leben, für Lebensfreude, Abenteuer, Spaß und Vergnügen. Bedanken Sie sich für alltägliche Dinge: Das Wasser, das aus dem Wasserhahn fließt, dass Sie eine Toilette haben, dass Sie angelächelt wurden, ein Dach über dem Kopf haben, eine Arbeitsstelle, einen netten Partner, eine Familie, eventuell auch, dass Sie es geschafft haben, sich zu trennen. Wir können für so vieles dankbar sein.

Verbinden Sie Ihre Seele mit Ihrem Herzen, mit Ihrem Körper und Geist und richten Sie sich neu aus. Treffen Sie Entscheidungen, die Ihrem vitalen, gesunden Leben dienlich sind. Lassen Sie alle Hindernisse, die Sie an Ihrer neuen Bewegungsfreiheit hindern wollen, im Außen wie im Innen los. Schauen Sie sie an, beobachten Sie, ob Ihnen noch Botschaften über Ihre Gefühle oder innere Bilder mitgeteilt werden. Lassen Sie los, was Sie jetzt nicht mehr benötigen. Seien Sie sich bewusst, dass jeder von uns eine freie Wahl hat. Gestehen Sie anderen ein, dass

Sie (noch) nicht bereit sind, Ihren Weg mitzugehen. Stellen Sie sich vor, dass Sie begleitet werden. Sie sind nicht alleine, auch wenn es sich vielleicht im Moment so anfühlt. Viele Menschen auf dieser Erde gehen zeitgleich einen Weg gemeinsam. Oft kennen wir unsere Weggefährten nicht. Manches Mal verstehen wir unseren Weg erst im Nachhinein.

Seien Sie dankbar für Ihre Möglichkeiten, Ihren persönlichen, individuellen Pfad gehen zu dürfen.
Sie sind der, der Sie sind. Nicht mehr und nicht weniger.
Sie entscheiden, was Sie dem Außen von sich zeigen.

Der Umgang mit Stress

Was ist Stress?
Für den einen mag es der Gedanke an die Tüte Gummibärchen sein, die er am Abend wieder vernaschen „muss", weil er einen Ausgleich sucht. Für den anderen mag es schwierig sein, überhaupt etwas essen zu müssen, damit ihm nicht die Kilos davonschwimmen.
Dann gibt es natürlich noch den Stress in der Beziehung, mit Freunden, mit der Familie und schließlich auch die Anspannung auf der Arbeit. Die Kollegen, die Chefetage oder die Menge an Anforderungen.
Fange ich mit Letzterem an, habe ich festgestellt, dass meine Klienten, die über ein hohes Maß an Arbeit klagten, mir jedes Mal Folgendes bestätigten: Es gibt Mitarbeiter im selben Büro oder in der gleichen Firma, die sehr viel weniger arbeiten. Trotzdem wurden sie weder ermahnt noch gekündigt. Sie bekamen das gleiche Gehalt. Das habe ich auf meinen Arbeitsstellen auch so erlebt. Es gab immer welche, die viel und welche, die in der gleichen Zeit scheinbar wenig arbeiteten. Welche, die sich intensiver mit der Materie oder den Klienten auseinandersetzten und welche, denen ein oberflächliches Geplänkel absolut ausreichend erschien. Meine Schlussfolgerung daraus: Ich bestimme mein Arbeitsmaß selber. Es gab Tage, an denen ich nicht so gut drauf war, es scheinbar einfach laufen ließ. Das waren nicht meine schlechtesten Behandlungstage. Das Ergebnis war meist gut.
Etwas in mir zweifelt, ob wir unsere Arbeit und die Tätigkeit der anderen nur mit unserem Verständnis für Qualität und Menge bewerten sollten. Es scheint viel mit Erziehung, Gewohnheit und Toleranz zu tun zu haben. Vielleicht auch mit dem eigenen Wertanspruch, dem Anspruch auf „Ich will gelobt" oder „Ich will gesehen werden." Möchten Sie die Aufmerksamkeit Ihrer Kollegen

bewusst oder unterbewusst? Kann es dann sein, dass Sie genervt sind von Ihren Kollegen, weil Sie ständig unterbrochen werden, gefragt werden, wie Sie etwas machen würden? Vielleicht ziehen Sie das unbewusst an?
Ich habe Klienten erlebt, die ihre Tages-To-do-Liste nicht verringern wollten. Sie konnten ihr Tagesziel nie erreichen und wurden dadurch von Tag zu Tag unzufriedener. Dabei hatten sie ihre Tages-To-do-Liste selber erstellt. Hier ist es essenziell, eine gute, machbare Selbsteinschätzung des realisierbaren und tragbaren Arbeitspensums zu lernen. Es ist nicht bedeutsam, herauszufinden, für wen Sie mehr leisten möchten als notwendig. Es ist wichtig, sich zu entscheiden, nur das zu machen, was machbar ist, und damit dann auch zufrieden zu sein.
Wenn der Kopf nicht mehr will oder kann, Sie abends kurz vor dem Gang zum Kühlschrank sind oder sich Schokolade, Chips oder Gummibärchen einverleiben wollen, halten Sie inne. Fragen Sie sich, ob es das ist, was Ihnen im Moment hilft und Ihrem Bedürfnis entspricht und für wie lange? Haben Sie eine Gewohnheit, sich über eine bestimmte Handlung eine Unterbrechung zu gönnen?
Was für Möglichkeiten gibt es noch abzuschalten, sich eine Auszeit zu nehmen, ohne zu den Unterbrechern Schokolade, Alkohol, Kaffee oder Zigarette zu greifen?
Lernen Sie, Socken-Poi zu spielen.
Anleitungen hierfür gibt es vielfach im Internet. Poi sind ähnlich wie lang gezogene Strümpfe ohne Ferse. Am dickeren Ende ist ein altes Sockenpaar, ein Jonglier- oder Tennisball eingesteckt. Letzterer ist für den Anfang etwas schmerzhaft, weil man sich immer wieder selber trifft. Am dünneren Ende des Sockens (er sieht aus wie ein Baseballschläger) ist eine Schlaufe oder eine kleine Kugel, damit der Poi nicht durch die Finger gleitet. Man kann auch einen kleinen Knoten hineinmachen.
Gespielt werden die Poi, indem man sie durch die Luft wirbelt. Parallel, gekreuzt, auf verschiedenen Ebenen,

vor, neben und hinter dem Körper, oben und unten. Wer sich mal an Jonglierbällen probiert hat, aber genervt war, dass die Bälle immer wegflogen, wird Poi lieben. Ziel und Zweck? Vergnügen, Training, Konzentration, Leichtigkeit, im Fluss sein, Demenzprophylaxe, Koordinationstraining, Bewegung und zusätzlich: Einfach mal abschalten.

Nehmen Sie die Poi an den Arbeitsplatz mit, hängen Sie sie an den Kühlschrank, legen Sie sie an den Ort, wo Ihnen die Decke auf den Kopf fällt, Sie an Ihre Süchte erinnert werden oder Sie einfach nur Spaß haben möchten. Schalten Sie gute Musik an. Nehmen Sie sich 5 Minuten Zeit, um zu spielen, dann haben Sie den Alltag vergessen.

Das innere Kind

Das innere Kind ist eine Modellvorstellung in der Psychotherapie. Dieses Konzept wurde von John Bradshaw entwickelt. Es symbolisiert dabei alle erlebten Gefühle, Empfindungen und Erfahrungen, die in der eigenen Kindheit gemacht wurden. Bradshaw geht davon aus, dass Traumata, Angst, tiefer Schmerz oder Verletzung (Liebesentzug, Verlassenwerden, Zurückweisung) zu einer Abspaltung oder Abkapslung des inneren Kindes führen, um belastenden Erinnerungen aus dem Weg zu gehen. Ziel der therapeutischen Arbeit ist es, sich wieder liebevoll dem inneren Kind zuzuwenden, um einen Zugang zur vollständigen Gefühlswelt (Glück, Freude, Neugierde, kindliches Verhalten) zu erhalten. Meiner Ansicht nach hat dieser Ansatz zur Folge, dass sich manche nicht mit dem inneren Kind beschäftigen wollen, da es sich schwach, stur, trotzig oder verletzt anfühlt. Allein die Idee, sich so wieder fühlen zu können, kann Gefühle von Scham und Schmerz auslösen. Diese Gefühle wiederum verhindern, dass man sein inneres Kind kennenlernen möchte.
Mein Ansatz heute ist: Ein Kind weiß immer, was es als nächstes tun muss. Es kommt auf die Welt und fängt sofort an zu atmen. Es schreit, bewegt Kopf und Glieder, als hätte es noch nie etwas anderes getan. Die Entwicklung des inneren Kindes folgt einem bestimmten Ablauf, bestimmten Phasen. Zunächst lernt es, den Kopf zu heben. Anschließend kann es sich in der Bauchlage auf den Armen abstützen. Es folgen der Faustschluss, Greifen, die Kopfdrehung, Rollen, Krabbeln, Stehen, Gehen. Das innere Kind ist verbunden mit seinen inneren Instinkten, seinem natürlichen Antrieb, der das Kind durch das Leben führt. Dadurch ist es im Glauben, es könne alles: Es lebt in der Gegenwart und kennt noch keine zukünftigen Resultate seiner Handlungen. Kinder trainieren gerne den

nächsten Schritt. Wenn eine Erfahrung aber einmal zu Schmerz geführt hat, kann es sein, dass das Kind diese Erfahrung vermeiden möchte. Auch kann es sein, dass ein Kind eine Handlung sofort stoppt, wenn es zu müde ist oder sich unwohl fühlt.
Solange das Kind freudig ist, lernt es gerne, wenn es sich sicher fühlt, neigt es zu Abenteuerlust und Experimentierfreude. Um an das innere Kind in uns zu kommen, fange ich mit meinen Klienten an, die Dankbarkeit wiederzuentdecken. Wir suchen kinesiologisch nach Verwirrungen, Hindernissen oder Blockaden, die dazu geführt haben, die Dankbarkeit nicht mehr empfinden zu können oder zu wollen. Erfährt ein Kind oder auch ein Erwachsener einen Mangel, ist es schwer für ihn, in einer Form der Dankbarkeit zu sein.
Ein Beispiel: Ein Kind bekommt zu seinem Geburtstag ein tolles rotes Auto geschenkt. Es ist dankbar dafür und freut sich. Das Auto fällt aber eventuell später beim Spielen in einen See und kann nicht mehr herausgeholt werden. Das Kind erfährt den Verlust des Autos, ist verwirrt, warum es das Auto nicht wiederbekommen kann. Es empfindet die Trennung von dem roten Auto. Präsent bleiben der Mangel, das Auto nicht mehr zu besitzen, die Schuld, nicht achtsam genug gewesen zu sein, die Scham, dass ihm das passiert ist. Dankbarkeit und Freude über das geschenkte Auto treten in den Hintergrund, es bleibt der Verlust oder Mangel im Vordergrund.

Für mich stellt Dankbarkeit eine Fülle dar. Ist man dankbar, erhöht sich zwangsläufig der Zufriedenheitsgrad. In dem Moment, in dem man dankbar ist, fühlt man sich sicherer, es ist dem Gefühl von Unterstütztwerden sehr ähnlich. Aus diesem Grunde ist es mir wichtig, zunächst die Dankbarkeit und anschließend die Freude wieder in den Vordergrund zu rücken. Es gibt verschiedene Möglichkeiten, dies zu tun. Kinesiologisch lässt sich testen, in

welchen Lebensmomenten die Empfindung und der Austausch der Dankbarkeit und Freude unterbrochen wurden. Ebenso, ob es eine Lebensverneinung in einem Zeitabschnitt gegeben hat, die eventuell bis heute noch Einfluss nimmt. Es geht nicht darum, jedem Moment im Leben dankbar sein zu *müssen*. Für mich ist es wichtig, mir die Möglichkeit zu geben, jedem Moment im Leben dankbar und freudig sein *zu können* und *zu dürfen*, sollte ich es denn *wollen*. Es gibt Lebensereignisse, die uns davon abhalten, dankbar zu sein oder das Leben so anzunehmen, wie es ist. Gewalt, Schmerz, Grenzüberschreitungen und auch andere Dinge führen dazu, dass wir diese Emotionen nicht mehr zulassen wollen. Sei es aus Rebellion, Unverständnis, aus der Enttäuschung heraus, aus Pflichtgefühl oder Verletzung. Es gibt Gründe, die unsere Freude eindämmen, ebenso unsere Dankbarkeit. Es geht nicht darum, jeden dieser Gründe hervorzuholen. Unsere Aufgabe ist es, diese Emotionen in vollem Umfang wieder zuzulassen und wahrnehmen zu können.
In einer Aufstellungsarbeit („Seelische Tafelrunde" von Frau Dr. phil. Rosina Sonnenschmidt) stellte ich ein inneres Kind auf. Ich erlebte das Kind in dieser Aufstellungsarbeit als etwas sehr Machtvolles. Es wusste, was zu tun war. Es schrie förmlich aus mir heraus: „Ich kann alles!" Dabei war mir sehr wohl klar, dass es das so nicht sagen sollte, aber in der Rolle des inneren Kindes gab es nichts, was es nicht konnte, weil es nicht über Monate oder Jahre vorausdachte. Es lebte im jetzigen Moment, und in diesem Augenblick hatte es den Anschein, dass es alles bewältigen konnte und wollte. Es kannte keine anderen Aufgaben. Es machte nicht den Anschein, dass es sich um ein Trainieren von Fertigkeiten handelte. Es fühlte sich so an, als ob ihm klar wäre, was es jetzt tun müsste. Kein Zeichen von Schwäche, sondern unbändige Lust, etwas Neues anzufangen. Es fühlte sich unterstützt von den anderen teilnehmenden Seelenanteilen, aber seine Rolle

war ihm klar. Weiterzumachen, in die nächste Phase zu gehen. Es wollte, weil es meinte zu können, und zwar jetzt.

Seither ist für mich das innere Kind eine Instanz in uns, die zu jeder Zeit weiß, was sie zu tun hat. Das innere Kind, diese Instanz, hat als Aufgabe uns in unserer Entwicklung zu unterstützen. Kinder wissen, ab wann sie anfangen können, den Kopf zu heben, Ärmchen oder Beinchen zu bewegen. Sie können krabbeln oder laufen, ohne dass es ihnen gezeigt wird. Sie kennen das natürliche Gesetz der Abfolge, das sie in ihrer Entwicklung beherrschen. Die Kraft, die Bewegung weiterzuentwickeln, zu trainieren, bis es klappt, im Wissen, wie es geht. Das ist unser inneres Kind. Es muss nicht das beste sein, es will einfach weiterkommen in seinem Wachstum und seiner Entwicklung. Das innere Kind sollte deshalb in unserer Vorstellung nicht klein bleiben. Es muss mit uns mitwachsen. Wir brauchen auch als Jugendlicher und Erwachsener eine Instanz, die zu jeder Zeit weiß, dass sie etwas tun kann, die sich sicher ist, wie es geht, weil sie meint, dass sie es kann. Unsere natürliche Antriebskraft, gepaart mit Neugierde: Unser inneres Kind.
Wir müssen heute nicht mehr laufen lernen, zumindest die meisten von uns nicht. Aber wir müssen neue Dinge lernen. Die natürliche Entdeckungs- und Abenteuerlust unseres inneren Kindes versetzt uns in Spaß und Freude. Kinder haben Vergnügen bei dem, was sie tun. Sie entscheiden sich freiwillig. Keiner kann sie zwingen, sich zu entwickeln. Sie machen es aus freien Stücken. Aus Interesse. Nicht, um als gut oder schlecht zu gelten, sondern weil sie einem inneren Drang nachgeben.
Diese Eigenschaft haben wir als Erwachsene etwas einstauben lassen. Als Erwachsene denken wir viel darüber nach, wie wir etwas zu tun haben. Wie es gesellschaftskonform ist, wie wir nicht auffallen oder ausgelacht wer-

den. Tun und machen wir künftig etwas Neues nur aus der Freude heraus, weil wir es ausprobieren wollen und weil wir Interesse daran haben. Das sind die Möglichkeiten unseres inneren Kindes. Es möchte nicht nur Geborgenheit und Versorgung, nein, es möchte sich auch entwickeln, ausprobieren und wachsen. Wenn wir unser inneres Kind kleinhalten, es beschützen und schaukeln wollen, laufen wir Gefahr, dass wir seine Entwicklung unterbrechen. Im schlimmsten Fall kultivieren wir damit ein vorhandenes Trauma, indem wir an dem Geschehenen und seinen Resultaten festhalten. Wir beschützen es vor der Verletzung, die gewesen ist, als würde sie heute noch stattfinden. Doch unser Leben hat sich entwickelt. Das Geschehene lässt sich nicht verändern, aber wir können ändern, wie uns das Geschehene beeinflusst, wie wir darauf in Folge reagieren. Das innere Kind will sich entwickeln.

Ich denke, das innere Kind hat Ähnlichkeiten mit unserer Instanz Ego. Unser Ego drängt uns zwar vorwärts, zu lernen, unseren Abschluss zu machen. Doch aus meiner Sicht erscheint mir das Ego, im Gegensatz zu unserem inneren Kind, dualistisch. Es will das Beste für uns, der Erfolgreichste sein, am meisten besitzen. Wenn es dem Ego nicht gelingt, ein Höchstmaß zu erreichen, erscheint es mir nicht befriedigt. Es kann nicht in seiner Größe bleiben, sondern macht sich klein, schwach, geht in eine Unzufriedenheit oder in Trotz. Die Instanz des inneren Kindes aber will weiter, es stört das Kind nicht, wenn es nicht schnell genug ist. Es wird es weiterversuchen, bis es den nächsten Schritt schafft. Vielleicht ist das Ego ein verzerrtes inneres Kind. Ein Kind, das meint, mehr zu bekommen, wenn es besser ist.

Das innere Kind kennt nicht den Fall, dass etwas nicht gehen würde. Es würde ihm wahrscheinlich sofort seine Motivation nehmen. Die Beständigkeit würde abnehmen.

So ist es für das innere Kind wichtig, im Tun und Üben zu bleiben.
Für ihn ist die Machbarkeit selbstverständlich und ebenso möchte das Kind seine Wünsche erfüllt bekommen.
Sie, die das hier lesen, wissen, dass dies nicht immer möglich ist. Das innere Kind möchte etwas Selbstgewähltes zu einem selbstbestimmten Zeitpunkt. Nicht immer wird sein Wunsch erfüllt, es kommt zu Enttäuschungen. Es lernt, dass die Machbarkeit oder Wunscherfüllung nicht immer gegeben ist. Manches Mal wurde oder hat es sich verletzt, es hatte Schmerzen, wurde traumatisiert oder es bekam nicht den gewünschten Traktor, das Pferd oder was auch immer. Es verlor den Spaß am Üben, die Motivation und Ausdauer reduzierten sich. Als Folge wurde seine Neugierde weniger.
Der Jugendliche weiß schon, dass die Wunscherfüllung manches Mal auch durch einen Deal ausgehandelt werden kann. Er lernte Kompromisse und Verhandlungen. Aber wenn er nicht bekommt, was er möchte, ist auch er enttäuscht.
Sowohl beim Kind als auch beim Jugendlichen können durch Erfahrungen ein reduziertes Selbstwertgefühl, Schmerz, Angst, etwas nicht zu schaffen, oder Ähnliches entstanden sein. Wenn etwas nicht realisierbar ist, neigt der Betroffene zu Trotz oder Missachtung. Diese resultierten aus der Tatsache, dass etwas nicht so geworden ist, wie man es geplant hat, oder man etwas nicht bekommen hat, das man wollte.
Dieser Trotz oder die Missachtung sich selbst oder anderen Personen gegenüber finden wir häufig bei uns Erwachsenen wieder, weil unsere Erwartungen an uns selbst, an die anderen und das Leben nicht erfüllt wurden.
Nehmen wir die Ursprungsidee, dass das Kind etwas machen möchte und weiß, wie es geht. Zusammen mit der Tatsache, dass man als Erwachsener verstehen gelernt hat, dass manches nicht so geht, wie man es plant (und

man nicht immer bekommt, was man will), hat man ein großes Potenzial, Dinge verändern zu können. So gut wie möglich und bestmöglich für alle Beteiligten.
Ein Beispiel hierfür ist: Ein Techniker grübelt seit Stunden über einem Schaltplan. Er findet keine Möglichkeit, einen Anschluss zu konstruieren, ohne mögliche Kurzschlüsse oder Fehler zu riskieren. Das Kind in ihm würde einfach mal machen. Ohne Wenn und Aber würde es an den Schaltkreisen herumspielen wollen. Der Erwachsene sagt zu sich: „Es geht nicht." Wenn nun der Erwachsene dem inneren Kind zusieht, was es machen möchte, aber hin und wieder eingreift, weil seine Erfahrung sagt: „Das ist gefährlich", so ergeben sich neue Möglichkeiten, an die er vorher eventuell nicht gedacht hat. Das Kind in ihm probiert aus, der Erwachsene kontrolliert auf Machbarkeit. Würde der Techniker nur seinen Verstand benutzen, ergäben sich weniger Möglichkeiten, vielleicht hätte er die ein oder andere übersehen.
Vernachlässigen Sie die Kraft des inneren Kindes, kann es sein, dass Sie sich in einer Verneinung oder im Trotz befinden und die anderen oder das Leben selbst herablassend oder angreifend bewerten. Ihre Kreativität, Ihre Neugierde, Ihre Möglichkeit, sich zu entfalten, bleiben dabei verringert. Auch Ihre Entscheidungsfähigkeit wird beeinträchtigt, sofern Sie in einer Haltung bleiben, die von anderen etwas erwartet.
Nutzen Sie die ursprüngliche Kraft des Kindes, die Motivation, sich zu entwickeln. Lassen Sie Ihr Kind mit erfahrenen Instanzen Ihres Selbst reden, mit der Instanz des weisen Alten, des Kritikers, dem Lehrer. Denken Sie sich eine oder mehrere Modellfiguren aus. Setzen Sie alle an einen gedachten Tisch und besprechen Sie, was zu tun ist. Nutzen Sie die Kraft, das Talent und die Gabe jeder Ihrer Instanzen, die aus Ihrer Erfahrung entstanden oder seit Geburt bei Ihnen sind. Vereinen Sie Ihre Instanzen zu der Möglichkeit, kraftvoll, motiviert, friedvoll, kreativ und

selbstbewusst zu sein. Kultivieren Sie die Dankbarkeit und Freude und erlauben Sie sich, dass diese Emotionen Ihr Leben begleiten dürfen, wie ein guter Führer, der sich nicht aufdrängt, aber immer da ist, wenn man nicht weiter weiß oder vom Weg abgekommen ist. Diese Emotionen geben Ihnen Sicherheit und Kraft, sie stärken Ihr Immunsystem und Ihre Motivation, weiterzumachen. Sie lindern Schuldgefühle, Eifersucht, Schmerz und Verlust. Sie geben uns mehr, als wir von ihnen erwarten.

Die 4-Elemente sind die Grundlage unseres Lebens

Die Natur ist unser Leben. Wir sind mit ihr verbunden und auch von ihr abhängig. Wir stehen mit ihr in einer Beziehung. Sie unterstützt uns.

Um das Zusammenspiel zwischen Ihnen und der Natur leicht erklären zu können, möchte ich Ihnen das System der 4 Elemente ans Herz legen. Wir alle wissen von den irdischen Grund-Elementen: Wasser, Feuer, Luft und Erde. Und wir haben Kenntnisse über ihre verschiedenen Charaktereigenschaften. Anhand dieser Elemente können wir uns orientieren, weil wir sie durch Beobachtung, Erfahrung und Wissen schon kennen.

Machen Sie sich die Charakteristika bewusst und verdeutlichen Sie sich, dass Sie Eigenschaften besitzen, die den 4 Elementen ähneln. So können Sie rückschließend erkennen, welches Element oder welche Elemente Ihnen zum Ausgleich helfen können.

Ein Beispiel: Es ist heiß draußen, Sie fühlen sich durstig und schwach. Welches Element benötigen Sie am ehesten?

Die Erde kann Ihnen Stabilität geben, aber sie wird Sie nicht erfrischen können.

Der Wind zehrt Sie weiter aus, der Luftzug kann sich kühlend anfühlen. Ähnlich einer vertrockneten Erdkruste.

Durch das Feuer wird es Ihnen noch heißer.

Das Wasser aber mit seiner belebenden, erfrischenden Art, in Maßen genossen, wird Sie vitalisieren. Im Folgenden sind die einzelnen Elemente in ihren Charaktereigenschaften dargelegt.

Es gibt eine Zuordnung der Tierkreiszeichen zu den Elementen. Diese ermöglicht Ihnen, Ihr Sternzeichen einem Element, zum Beispiel Wasser, Erde, Luft oder Feuer zu-

zuordnen. Hiermit bekommen Sie eine Orientierung über Ihre Möglichkeiten, Potenziale, Stärken und Schwächen, Ihren Lebenssinn oder Lebensmotto.
Kennen Sie Ihr Tierkreiszeichen und Ihren Aszendenten? Je mehr Sie von Ihrem astrologischen Bild kennen, umso mehr können Sie schauen, welche der 4 Elemente bei Ihnen vertreten sind. Sie erhalten einen Eindruck, welche Möglichkeiten Sie bisher nutzen und welche brachliegen oder Sie unter Umständen ablehnen. Lassen Sie sich darauf ein, sich selber oder Ihre Mitmenschen über die 4-Elemente-Lehre zu entdecken.
Es ist immer wichtig, das richtige Maß liebevoll anzuwenden. Bei einem Platzregen auf einen trockenen, verkrusteten Boden kann das Wasser nicht versickern. Ein alter Baum trotzt einem Sturm nicht mehr so gut wie ein junger Baum. Zu viel an Feuer lässt uns ausbrennen. Aber in Maßen erwärmt das Feuer das Wasser und wir können uns einen leckeren Tee oder Kaffee zubereiten. In kleiner Dosis die Sonne genossen, hilft sie uns bei der Blutreinigung und der Bildung von Vitamin D. Ohne die Erde könnten wir keine Blumen oder Gemüse pflanzen, und ohne Wasser wird es nicht wachsen. Es bedarf der Wärme, dass sie gedeihen. Das Zusammenspiel der Elemente in einem Miteinander, in einer „göttlichen Ordnung“ ist das Maß der Gesundheit unseres Organismus und auch der Verfassung unserer Erde. Probieren Sie es aus, es ist ganz einfach.

Das Erdelement

Das ICH. Der physische Leib. Fest.

Das Erdelement entspricht den Tierkreiszeichen: Stier, Jungfrau und Steinbock.

Die Erde ist fest und starr. Ihre Farbe ist braun, grün, manchmal rötlich, schwarz. Im Sprachgebrauch sprechen wir von Mutter Erde, die Nährende, die Umwandelnde, die Versorgende. Auf sie ist Verlass. Die Erde selbst weist unterschiedliche Strukturen auf. Sie kann locker, verkrustet, steinhart oder auch matschig sein. Sie ist abhängig von den anderen Elementen.
Der Erdmensch ist sachlich, bodenständig, hat eine Struktur und Ordnung. Er ist diszipliniert, beharrlich, praktisch und hat gerne eine Form. Er möchte etwas machen, materialisieren, darstellen, etwas wachsen lassen, etwas Bleibendes bauen. Er neigt dazu, etwas konservativ zu sein. Für Menschen eines anderen Elements erscheint er langsam. Er setzt einen Schritt nach dem anderen, er mag natürliche Ordnung und Zyklen. Er ist beständig, ausdauernd, geduldig. Seine Orientierung geht zu Besitz, Materie, Gütern. Sein Risiko ist die Anhäufung von zu viel, das Fehlen von Loslassen und Bewegungsmangel.
Die Erde ist am besten mit dem physischen Körper zu vergleichen. Auf ihr stehen wir, von ihr werden wir angezogen. Den Körper benutzen wir. Von ihm geht eine gewisse Anziehung aus, sonst würden wir uns verlieren. Er gibt uns Gestalt, will genährt werden. Häufen wir zu viel an, sind wir überernährt, haben eine sichtbare Ausweitung unserer Form. Heilerde mit ihren Spurenelementen und Mineralien vermag zu nähren. Torf, Kohle und andere Bodenschätze liefern uns Energie.

Der Mensch mit viel Erdelement denkt gerne. Er neigt zu Schwermut, Nachdenklichkeit, trübsinniger Stimmung und Mutlosigkeit. Ein Mangel an Erde führt zu Verlust des Realitätssinns, zu Strenge und starrem Verhalten.
Das Erdelement entspricht dem Norden, der Tageszeit Mitternacht, der Jahreszeit Winter. Dem Duft der Pinie, der Zeder und dem Flieder.
Zu den erdigen Lebensmitteln zählen das Wurzelgemüse: Karotte, Pastinake, Sellerie, Spargel, Rote Beete. Kräuter des Erdelements sind: Fenchel, Nelke, Ingwer, Johanniskraut, Kardamom, Melisse und Schlüsselblume.
Stier (21.4.-20.5.):

Typische Eigenschaften: aufnahmefähig, ausdauernd, ausgeglichen, bedächtig, besonnen, beschützend, beständig, bodenständig, geduldig, gelassen, gemütlich, genügsam, genussvoll, gewissenhaft, großmütig, gründlich, kreativ, loyal, naturverbunden, praktisch, realistisch, sachlich, selbstbewusst, sensibel, solide, treu, warmherzig, vorsichtig, zufrieden, zuverlässig.
Schwächen: bequem, besitzergreifend, eigenwillig, eifersüchtig, engstirnig, geizig, intolerant, konservativ, materialistisch, misstrauisch, neidisch, passiv, pedantisch, stur, träge.
Lebensmotto: Ich habe.

Jungfrau (24.8.-23.9.):

Typische Eigenschaften: analytisch, arbeitsam, behutsam, bescheiden, ehrlich, exakt, fleißig, flexibel, fürsorglich, geschickt, gründlich, intelligent, klug, lernbegierig, logisch, methodisch, objektiv, ordnungsliebend, organisiert, pflichtbewusst, praktisch, rational, realistisch, sachbezogen, sorgfältig, sparsam, strukturiert, überlegt, vernünftig, vielseitig, zielstrebig, zurückhaltend, zuverlässig.

Schwächen: ängstlich, hypochondrisch, intolerant, kleinlich, kritisch, kühl, misstrauisch, nörgelnd, pedantisch, perfektionistisch, rechthaberisch, unzufrieden, verklemmt. Lebensmotto: Ich analysiere.

Steinbock (22.12.-20.1.):

Typische Eigenschaften: ausdauernd, beharrlich, belastbar, bodenständig, diszipliniert, ehrgeizig, ernst, geduldig, gradlinig, gründlich, hartnäckig, ideenreich, klug, konservativ, konzentriert, ordentlich, pflichtbewusst, realistisch, sachlich, selbstkritisch, strategisch, traditionsbewusst, treu, vernünftig, vorsichtig.
Schwächen: autoritär, engstirnig, kontrollierend, pedantisch, pessimistisch, starrköpfig steif, trocken, überstrukturiert, unerbittlich, ungesellig, unnahbar.
Lebensmotto: Ich mache. Ich bestehe. Ich erreiche.

DAS WASSERELEMENT

Das Gefühl. Der Ätherleib. Flüssig.

Tierkreiszeichen: Fische, Krebs und Skorpion.

Wasser belebt, es ist die Grundlage unseres Lebens. Es schenkt uns Frische, Vitalität und Tiefgang. Der größte Teil unserer Erde und unseres Körpers besteht aus Wasser. Wasser hat einen Rhythmus, der von außen beeinflusst wird. Ein Beispiel hierfür sind Ebbe und Flut. Es ist grenzenlos und es ist in Bewegung. Wasser verzeiht. Wirft man einen Stein in einen See, macht er Wellen, kurze Zeit später ist die Oberfläche wieder so, wie sie davor war. Wasser zeigt nachhaltig keine Veränderung, speichert sie wahrscheinlich aber ab. Wasser verändert sein Aussehen, es kann fest, flüssig und gasförmig sein.
Es fließt immer von oben nach unten zum tiefsten Punkt und sammelt sich dort.
In unserer menschlichen Tiefe finden wir unsere verborgenen Empfindungen. Eventuell sind sie vergraben, verdeckt, vertuscht oder betäubt. Gefühle bewässern unser Leben, sie machen uns lebendig. Unsere Welt fühlt sich durch sie farbiger an. Eine Vielfalt von Emotionen zu haben ist wie vor einer blühenden Blumenwiese zu stehen. Einengende Stimmungen wie tiefe Trauer, Depression, anhaltende Wut erscheinen uns starr, verkrustet, sie machen uns unbeweglich, schränken uns in unserer Haltung oder Bewegungsmöglichkeit ein und führen schlussendlich zum Schmerz.
Sind wir im Fluss, fließen unsere Emotionen mit unserem Leben im Einklang mit der Umgebung.
Wasser strömt geradeaus. Stellt sich ihm etwas in den Weg, ändert es seinen Kurs oder staut sich solange auf, bis es weiterfließen kann. Es ist nicht aufzuhalten. Es fin-

det seinen Weg durch die geringste Rinne. Es ist durchdringend, aushöhlend, abwaschend, reinigend. Es löscht den Durst, befeuchtet, ertränkt. Es kann aufgewühlt oder mitreißend sein, ebenso wie still, tief, flach, trüb und klar. Wasser kann transportieren, bewegen, bewässern. Wasser löst Salzkristalle auf. Unsere Tränen sind vergleichbar mit gelösten Emotionen. Wir haben als Möglichkeit die Freudentränen, die Glückstränen und Trauertränen.
So unterschiedlich die Wasseroberfläche ist, so kreativ sind Wassermenschen. Sie können impulsiv sein, wie auch mitfühlend. Sie scheuen sich nicht vor Emotionen, sind emphatisch und sensitiv. Sie lassen sich nicht von ihrem Weg abhalten, sondern folgen immer ihrer Bestimmung. Ihre Geschwindigkeit kann variieren. Sie können langsam fließen, eine Pause machen, um anschließend ungehindert weiterzugehen. Sie dringen tief in ihre Emotionen ein, in ihre eigene Tiefe, sind aber auch in der Lage, die Gefühle der anderen mitzufühlen. Sie verstehen, trösten und reinigen. Für sie ist ein Rückzug ebenso wichtig wie ein soziales Miteinander. Sie sind künstlerisch interessiert und kreativ. Ohne Wasser können wir nicht leben. Ohne Emotionen möchte ich nicht sein. Die Bewässerung befruchtet uns und hilft beim Wachstum. Emotionen inspirieren uns, sie machen das Leben gefühlvoller, erfahrungsreicher und bunter.
Ein Mangel an Wasser kann eine emotionale Blockade verursachen. Er kann auch zu Verwirrung und Halluzinationen führen.
Wasser ist der Ursprung oder die Quelle unseres Lebens. Der erste Lebensraum des Menschen ist das Fruchtwasser. Wir haben Zutrauen zum Wasser, zum Leben im Rhythmus des Wassers. Hat Wasser etwas mit unserem Gefühl von Vertrauen zu tun?
Vertrauen Sie Ihrem Ursprung, Ihrer Quelle?
Können Sie Ihr Vertrauen gegenüber Ihrer Umwelt und der Natur ausschöpfen? Sind Sie in der Lage, Gifte aus

dem Körper über das Lymphsystem abzutransportieren, abfließen zu lassen? Und machen Sie das auch mit Ihren vergifteten Emotionen und Gedanken? Sind Sie in der Lage, zu lösen? Und loszulassen?

Dem Wasserelement entspricht der Westen, die Jahreszeit dem Herbst, die Farben sind: blau, türkis, grün und indigo. Der Duft des Wassers ist Sandelholz, Kamille, Freesien, Iris, Jasmin, Rose. Unterstützende Nahrungsquellen des Wasserelements sind: Amaranth und Hafer. Die Kräuter entsprechen: Petersilie, Anis, Kümmel, Brennnessel, Kamille, Pfefferminze, Holunder, Lavendel, Quendel. Wasserbetonte Pflanzen sind: Blattgemüse, Stängel und Blätter von Gemüse, das an wasserreichen Standorten gedeiht.

Fische (20.2.-20.3.):

Typische Eigenschaften: charmant, einfühlsam, empfindsam, feinfühlig, fröhlich, geheimnisvoll, geduldig, gesellig, großzügig, hilfsbereit, hingabefähig, innig, inspirierend, intuitiv, medial, mitfühlend, mitleidend, mystisch, phantasievoll, romantisch, schillernd, seelenvoll, selbstlos, sensibel, sentimental, verständnisvoll, verträumt.
Schwächen: ängstlich, beeinflussbar, chaotisch, disziplinlos, entscheidungschwach, gehemmt, labil, prinzipienlos, sentimental, überempfindlich, umständlich, unfassbar, unzuverlässig.
Lebensmotto: Ich glaube.

Krebs (22.6.-22.7.):

Typische Eigenschaften: anschmiegsam, ausdauernd, bescheiden, beständig, einfühlend, empfindsam, entschlossen, freundlich, fröhlich, fürsorglich, gefühlvoll, gutmütig, hilfsbereit, intuitiv, klug, liebenswürdig, methodisch, mitfühlend, mütterlich, phantasievoll, planvoll, sanftmütig, sensibel, sicherheitsliebend, sparsam, verträglich, verträumt, widerstandsfähig, zielbewusst.
Schwächen: ängstlich, beeinflussbar, empfindlich, labil, launenhaft, passiv, sentimental, stimmungsabhängig, unselbständig, überbeschützend, übersensibel, verletzlich.
Lebensmotto: Ich fühle.

Skorpion (24.10.-22.11.):

Typische Eigenschaften: analysierend, ausdauernd, belastbar, bewahrend, engagiert, ehrgeizig, entschlossen, fleißig, forschend, furchtlos, geheimnisvoll, grübelnd, intelligent, instinktiv, kraftvoll, kreativ, leidenschaftlich, mutig, mysteriös, selbstkritisch, tiefschürfend, unergründlich, unerschrocken, widerstandsfähig, willensstark, zäh, zielstrebig, zuverlässig.
Schwächen: eifersüchtig, gerissen, jähzornig, kompromisslos, machtgierig, manipulierend, misstrauisch, nachtragend, pessimistisch, rachsüchtig, rechthaberisch, sarkastisch, skrupellos, undurchschaubar, unversöhnlich, verbissen.
Lebensmotto: Ich will Intensität. Ich engagiere mich.

Die Luft

Der Intellekt. Der Astralleib. Gasförmig.

Tierkreiszeichen: Zwilling, Wassermann, Waage.

Die Luft: Vom ersten bis zum letzten Atemzug begleitet sie uns. Ein- und Ausatmung, unser Atemrhythmus von der Geburt bis zu unserer Todesstunde. Sie stellt eine wichtige Komponente in unserem Leben dar. Kommen und Gehen. Geben und Nehmen. Sind wir zu hoch oder zu schnell unterwegs, wird uns die Luft ein wenig knapp. Ärgern wir uns, können wir vor Wut in die Luft gehen. Lassen wir vom Ärger los, lässt uns der Luftwiderstand sanft auf die Erde zurück. Die Luft ist anpassungsfähig, unsichtbar, wenig greifbar, mysteriös, verborgen, überall. Sie bringt uns über den Schall Botschaften, ist kommunikativ (Echo). Sie reist gerne.
Der Mensch mit dem Luftelement ist entsprechend wenig fassbar, grenzenlos, interessiert, neugierig, kommunikativ, anpassungsfähig, geistig ausgerichtet. Er braucht Bewegung, ist schnell eher ungeduldig, gesellig und liebt seine Freiheit. Er möchte keine großen Lasten tragen, lässt sich nicht gerne einengen. Er kann gut beschreiben. Er möchte nicht bodenständig oder tiefgründig sein, deshalb neigt er zu Naivität oder Oberflächlichkeit. In diesem Sinne ist er in der Lage, einen schnellen Überblick über eine Situation zu bekommen, schnelle Lösungsmöglichkeiten zu finden. Um sie umzusetzen und sie zu beenden, benötigt er allerdings ein weiteres Element. Es drängt ihn, weiterzureisen.
Unter den Luftmenschen sind Journalisten, Rätsellöser und Erfinder.
Ein Mangel an Luft führt zu Schwerfälligkeit, der Zurückhaltung der eigenen Wünsche und zu Vitalitätsverlust.

Wir brauchen die Luft zum Atmen. Wir müssen an die frische Luft.
Wie fühlen Sie sich mit verschmutzter, staubiger und vergifteter Luft? Wir möchten einen reinen Lebensatem, die Möglichkeit, frische, vitale Luftkost zu uns zu nehmen, weg von verstaubter Materie oder belastenden Situationen. Die Luft hilft uns, flexibel zu sein. Der Atem bewegt uns, es ist an uns, die Luft anzunehmen, sie zu filtern. Sie hilft, unseren Körper zu reinigen, zu entgiften, Wertvolles aufzunehmen und Nicht-Gebrauchtes wieder abzugeben. Nichts anderes machen wir ununterbrochen, indem wir die gasförmige Luft in uns hineinlassen, wertvolle Nährstoffe herausnehmen, transformieren und Abfallstoffe wiederum loslassen.
Transformation, sich Wiederfinden im Atemrhythmus, in der Meditation, sich austauschen mit anderen. Das ist die Möglichkeit über das Luftelement. Einfach mal durchatmen, innehalten, aushalten, Luft ablassen. Die Verwendung des Luftelements befreit ebenso, wie es verbindet.
Die Luft beschreibt den Raum zwischen uns. Nähe und Distanz. Ihr ist es egal, wie viel Raum zwischen uns liegt, ihr ist es gleichgültig, ob wir ein- oder ausatmen oder den Atem anhalten. Die Luft ist flexibel, anpassungsfähig, unbeschwert, wertet nicht. Sie ist für uns da, sie dient, ohne zu fragen, „warum". Wenn unser Intellekt nicht mehr die Frage nach dem „warum" stellt, leben wir in einer bedingungslosen Akzeptanz. Wir akzeptieren das, was ist, war und sein wird.
Ohne das „warum" sind wir beweglich, schwerelos, lösungsorientiert, gelassen. Wir gehen oder fliegen, einem höheren Ziel folgend.
Wir atmen alle die gleiche Luft ein. Menschen, Tiere, Pflanzen. In ihr stecken Informationen und Weisheiten. Tiere riechen, indem sie über die Nase Luft einziehen, Duftstoffe, die ihnen alles über ihre Mitglieder in ihrem Revier vermitteln. Ein Hund liest über das Erschnüffeln

die morgendliche „Tageszeitung". Wir können unseren Partner riechen oder eben nicht. Über die Einatmung der Atemluft gelangen wir zur Inspiration unseres Geistes, zu neuen Ideen, plötzlichen Erkenntnissen, Einfällen und Gedanken.

Die Himmelsrichtung des Luftelements entspricht dem Osten, die Tageszeit der Morgendämmerung, die Jahreszeit dem Frühling. Die zugeordneten Farben sind: gelb und weiß.

Düfte des Luftelements sind: Basilikum, Bergamotte, Dill.

Nahrungsmittel des Luftelements sind: Hirse, Mangold, Roggen und Brombeere sowie die Kräuter: Eibisch, Königskerze, Schachtelhalm und Süßholz.

Luftbetonte Pflanzen: Lungenkraut, Knoblauch, Ingwer und Ginkgo benötigen lockere, luft- und wasserdurchlässige, nährstoffarme Böden.

Zwilling (21.5.-21.6.):

Typische Eigenschaften: anpassungsfähig, betriebsam, beweglich, charmant, flexibel, fröhlich, freundlich, gesellig, heiter, immer unterwegs, intelligent, jugendlich, kommunikativ, kontaktfreudig, kreativ, lebhaft, neugierig, objektiv, offen, sachlich, schnell, tolerant, überzeugend, vielseitig, vorurteilslos, wendig, wissbegierig. **Schwächen:** beeinflussbar, distanziert, flatterhaft, leichtfertig, nervös, oberflächlich, ruhelos, selbstgefällig, stressanfällig, unehrlich, ungeduldig, unzuverlässig, weitschweifig, zerstreut.

Lebensmotto: Ich denke. Ich weiß. Ich kommuniziere.

Wassermann (21.1.-19.2.):

Typische Eigenschaften: aufrichtig, charismatisch, einfallsreich, erfinderisch, exzentrisch, fortschrittlich, freiheitsliebend, freundlich, gesellig, hilfsbereit, ideenreich, individuell, mitreißend, originell, positiv, prinzipientreu, reformierend, schöpferisch, sozial, speziell, tolerant, unabhängig, unkonventionell, unterhaltsam, vielseitig, visionär, vorurteilslos, willensstark, zukunftsorientiert.
Schwächen: distanziert, eigenbrötlerisch, extravagant, kühl, rebellisch, revolutionär, stur, ungeduldig, unnahbar, unverbindlich, utopisch, wechselhaft.
Lebensmotto: Ich bringe meine Individualität zum Ausdruck. Ich finde.

Waage (24.9.-23.10.):

Typische Eigenschaften: anmutig, ausgewogen, ausgleichend, charmant, diplomatisch, ehrlich, friedliebend, fröhlich, geistvoll, gerecht, gesellig, harmoniebedürftig, höflich, intelligent, kontaktfähig, kultiviert, mitfühlend, optimistisch, phantasievoll, rücksichtsvoll, sensibel, schmeichelnd, sinnlich, taktvoll, umgänglich, verbindungsfähig, vermittelnd, verständnisvoll, warmherzig.
Schwächen: arrogant, eitel, empfindlich, heuchlerisch, konfliktscheu, leichtgläubig, oberflächlich, überangepasst, unentschlossen, vage, verletzlich, wechselhaft.
Lebensmotto: Ich und du. Ich gleiche aus. Ich vermittle.

DAS FEUER

Der Wille. Ich. Plasmatisch.

Tierkreiszeichen: Löwe, Widder und Schütze.

Das Feuer ist beweglich, lodernd, brennend, verglühend, ausbrennend. Feuer steht für Energie und Selbstvertrauen, Beweglichkeit und Eigenständigkeit. Ein Mangel an Feuer führt zu Rückzug, Trägheit und Vitalitätsverlust.
Feuermenschen streben nach oben, nach einer Führungsposition. Sie haben zündende Ideen, können entflammen, anstecken, mitreißend sein. Sie begeistern, drängen vorwärts und bringen Entwicklungen in Gang. Dabei sind sie mit beiden Beinen fest auf dem Boden. Sie sind leidenschaftlich, mutig, impulsiv.
Im Extremen können sie auszehrend sein. Sie nehmen sich, was sie brauchen. Im besten Fall ist das Feuer transformierend (der Phönix aus der Asche). Es kann reinigen, zeigt Leidenschaft und Stärke, Vitalität und Energie. Menschen mit einem ausgeglichenen Feuerelement sind tatkräftig, anziehend, leidenschaftlich, inspirierend und lebensbejahend.
Ein Mangel an Feuer führt zu Rückzug, Trägheit und Vitalitätsverlust.
Wärmeanwendungen und Temperaturregulierungen durch Kleidung oder Raumtemperatur wirken auf das subjektive Wohlgefühl. Sie geben ein Gefühl von Geborgenheit und Seelenwärme. Seelisch wirkt Wärme als Sympathieträger. Herzlichkeit, Begeisterung und Interesse am Menschen wird ihr zugeschrieben.
Die Farbe des Feuers ist rot, orange, seine Himmelsrichtung ist der Süden, die Tageszeit entspricht der Mittagszeit, die Jahreszeit dem Sommer. Der Duft des Feuers ist: Weihrauch, schwarzer Pfeffer, Gewürznelke, Limone,

Rosmarin, Ingwer. Lebensmittel des Feuers sind: Dinkel, Gurke, Kichererbse.
Kräuter: Baldrian, Hopfen, Huflattich, Koriander, Ringelblume.
Feuerbetonte Pflanzen stehen in der Sonne. An ihnen verbrennen wir uns die Finger. Sie haben oftmals Stacheln oder Dornen. Ihre Erscheinung ist strahlend, ihr Geruch scharf oder brennend. Feuertypische Pflanzen sind Rosen, Disteln und der Weißdorn.

Löwe (23.7.-23.8.):

Typische Eigenschaften: begeisterungsfähig, beharrlich, beschützend, charmant, dynamisch, energisch, entschlossen, extrovertiert, feurig, führungsstark, gerecht, großmütig, großzügig, herzlich, kraftvoll, kreativ, lebensfreudig, leidenschaftlich, liebenswürdig, mutig, natürlich, offen, optimistisch, risikofreudig, schöpferisch, selbständig, selbstbewusst, stolz, tatkräftig, treu, unerschrocken, verspielt.
Schwächen: arrogant, dominant, eigensinnig, gefallsüchtig, großspurig, herrschsüchtig, intolerant, selbstherrlich, stur, überheblich, unberechenbar, verschwenderisch, verletzend.
Lebensmotto: Ich bin. Ich mache. Ich bin der Mittelpunkt des Universums.

Widder (21.3.-20.4.):

Typische Eigenschaften: abenteuerlustig, ausdauernd, begeisterungsfähig, belastbar, bestimmt, direkt, durchsetzungsstark, ehrlich, ehrgeizig, energisch, extrovertiert,

freimütig, fröhlich, idealistisch, inspirierend, kämpferisch, leidenschaftlich, mutig, offen, scharfsinnig, schnell, selbständig, selbstbewusst, selbstsicher, spontan, tatkräftig, unabhängig, unermüdlich, visionär.
Schwächen: aggressiv, aufbrausend, draufgängerisch, egoistisch, impulsiv, jähzornig, rücksichtslos, streitlustig, unberechenbar, ungeduldig, unordentlich, unruhig.
Lebensmotto: Ich mache. Ich bin. Ich bin hier. Ich will.

Schütze (23.11.-21.12):

Typische Eigenschaften: aktiv, aufrichtig, begeisternd, beweglich, dynamisch, direkt, ehrlich, energisch, extrovertiert, fair, feurig, freiheitsliebend, freizügig, fröhlich, großzügig, heiter, idealistisch, inspirierend, intelligent, intuitiv, neugierig, offen, optimistisch, philosophisch, schlagfertig, selbstbewusst, sorglos, spontan, überzeugend, unterhaltsam, vielseitig, wahrheitsliebend, weitblickend, weltoffen.
Schwächen: angeberisch, belehrend, egoistisch, eigensinnig, fanatisch, großspurig, hochstaplerisch, maßlos, missionarisch, realitätsfremd, reizbar, scheinheilig.
Lebensmotto: Ich will wachsen. Ich suche.

Ihre Aufgabe für Ihren eigenen Elementewürfel:

Bauen Sie sich einen Würfel aus Papier.
Beschriften Sie ein bis zwei der quadratischen Felder mit Ihren Stärken, Talenten, Gaben und/oder Potenzialen.
Beschriften Sie ein quadratisches Feld mit Ihren Schwächen.
Malen oder Zeichnen Sie ein Symbol, das für Sie steht, in eines der quadratischen Felder. Das kann frei ausgedacht oder einfach nur ein Symbol Ihres Sternzeichen sein.
Beschreiben Sie Ihr Lebensmotto oder Ihr Lebensziel in einem der quadratischen Felder.
Lassen Sie ein Quadrat leer.
Schneiden Sie die Form. Falten Sie an allen Linien.
Kleben Sie anschließend die Seitenteile so zusammen, dass ein Würfel entsteht und die Schrift lesbar ist.
Betrachten Sie Ihre Lebens-Möglichkeiten / Ihr Sein von allen Seiten.

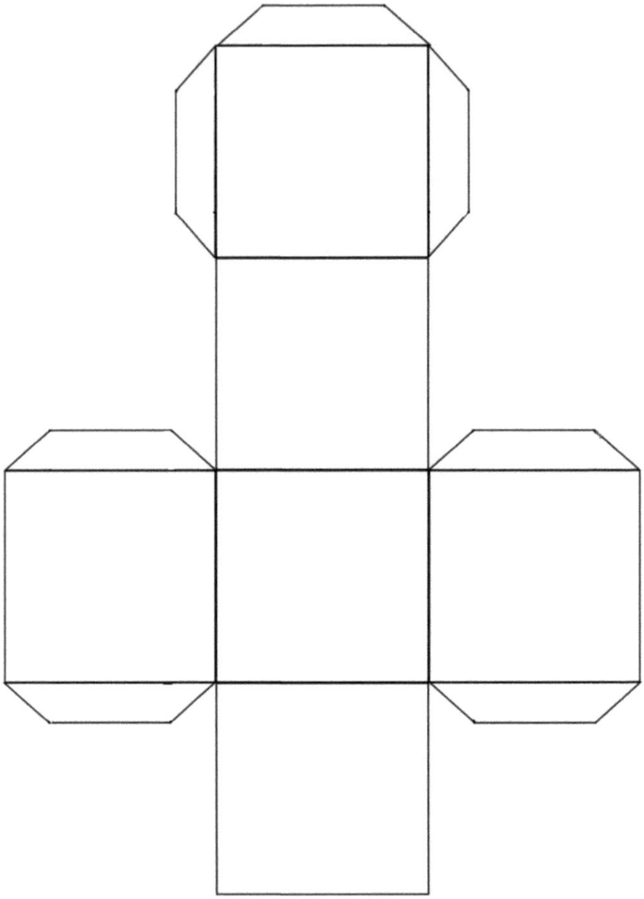

Beispiel:

begeisterungsfähig, beharrlich, beschützend, charmant, dynamisch, energisch, entschlossen, extrovertiert, feurig, führungsstark, gerecht, grossmütig, grosszügig, herzlich, kraftvoll, kreativ, lebensfreudig,

leidenschaftlich, liebenswürdig, mutig, natürlich, offen, optimistisch, risikofreudig, schöpferisch, selbständig, selbstbewusst, stolz, tatkräftig, treu, unerschrocken, verspielt, wettbewerbsfreudig, willensstark und würdevoll.

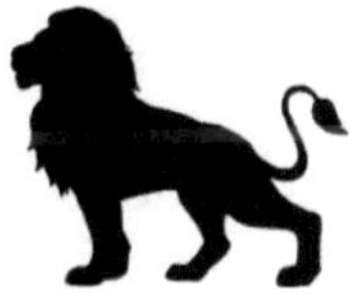

Ich bin. Ich mache. Ich bin der Mittelpunkt des Universums.

arrogant, dominant, eigensinnig, gefallsüchtig, grossspurig, herrschsüchtig, intolerant, selbstherrlich, stur, überheblich, unberechenbar, verschwenderisch und verletzend.

Gerne können Sie sich mehrere Würfel basteln:
Wenn Sie Ihr Geburtsdatum, Ihre Geburtszeit und Ihren Geburtsort wissen, können Sie über verschiedene Webseiten kostenlos Ihr Sternzeichen, Ihren Aszendenten und Ihr Mondzeichen errechnen lassen.
Dabei symbolisiert das Sternzeichen Ihre Charaktereigenschaften.
Der Aszendent zeigt Ihre äußerliche Erscheinung, Ihr Auftreten nach außen hin, wie Sie wahrgenommen werden.
Und das Mondzeichen gibt Aufschluss über die emotionale, gefühlvolle Seite Ihrer Person.
Werfen Sie den Würfel immer mal wieder hoch und betrachten Sie die sichtbaren Seiten. Wie wirken diese Seiten auf Sie? Was fällt Ihnen als erstes auf?
Welche Eigenschaften nehmen Sie für sich in Anspruch?
Welche „fehlen" Ihnen? Welche Eigenschaften lehnen Sie ab?
Gibt es Erinnerungen, die Sie mit den Eigenschaften in Verbindung bringen?
Wie fühlen Sie sich, wenn Sie die Würfelseiten betrachten?
Können Sie sich wiedererkennen?

Eine weitere Möglichkeit ist, vor dem Würfeln eine Frage zu stellen: Welche Seite des Würfels oder welche der Eigenschaften hilft Ihnen bei Ihrem Problem (...Beschreibung des Problems) weiter? Strahlt ein Wort oder ein Bild besonders hell? Oder fällt Ihnen sonst etwas in irgendeiner Art und Weise auf?
Achten Sie bei Ihrem Sternzeichen, Aszendenten und Mondzeichen auch auf die dazugehörigen Elemente der 4-Elemente-Lehre. Ist es Feuer, Wasser, Luft oder Erde, die Sie zum Ausgleich benötigen? Welches Element dominiert? Oder sind Sie ganz ausgeglichen? Können Sie im Nachhinein verstehen, warum Sie mit manchen Dingen

Schwierigkeiten hatten? Oder warum Sie so erfolgreich sind?
Nutzen Sie die Würfel als Alltagshilfe ebenso wie, zu einem besseren Verständnis Ihrer Charaktereigenschaften, Ihrer Außenwirkung und Ihrer emotionalen Verfassung. Wenn Sie merken, dass Ihnen ein Element oder eine Eigenschaft fehlt, beschäftigen Sie sich bewusst mit dem entsprechenden Element Luft, Feuer, Wasser oder Erde. Dies können Sie real machen, indem Sie ein Vollbad nehmen, eine Kerze anzünden, pfeifen oder Drachen steigen lassen oder sich zum Beispiel auf die Erde setzen. Auch können Sie mit entsprechenden Gewürzen kochen oder Pflanzen betrachten, im Internet oder Garten. Sie können sich aber auch auf eine Visionssuche begeben, indem Sie sich eine schöne Geschichte ausdenken, in der Ihr fehlendes Element vorkommt oder in der sich das Element mit den anderen Elementen unterhält. Auch können Sie einfach nur an das Element denken und die Gedanken dazu auf sich wirken lassen. Lassen Sie Ihrer Kreativität Spielraum, Ihr inneres Kind kann Ihnen helfen, Ihre Elemente zu entdecken.

DIE 1-MINUTEN-ÜBUNG

Manchen fällt es schwer, die eigenen Bedürfnisse wahrzunehmen. Aus diesem Grund möchte ich Sie einladen, eine 1-Minuten-Übung auszuprobieren.

Überlegen Sie sich, was Sie jetzt im Moment am liebsten machen würden.
Das kann alles sein: hüpfen, schreien, wütend sein, Augen schließen, meditieren, Vögel beobachten, still sitzen, häkeln, usw.
Erfüllen Sie sich Ihren Wunsch, Ihr Bedürfnis. Nehmen Sie sich eine Minute Zeit und machen Sie diese Tätigkeit in der Realität. Eine Minute ist sehr kurz, doch die Kürze der Zeit erhöht die Achtsamkeit auf Ihre Tätigkeit. Spüren Sie kurz nach, wie sich diese Minutentätigkeit für Sie anfühlt. Anschließend gehen Sie wieder zu Ihrem Alltag über.

Anfangs fällt es vielen schwer, sich über 40 Sekunden auf etwas zu konzentrieren. Aus diesem Grund dürfen, müssen, sollen Sie die Übung zunächst nur 1 Minute durchführen. Im Laufe der Zeit können Sie die Übungsdauer gerne verlängern. Wichtig ist, dass Sie diese Zeitspanne bewusst wahrnehmen. Durch die verkürzte Dauer intensivieren Sie die Übung.

Zeit zu definieren, wie lange Sie etwas machen, kann sehr sinnvoll sein. Der Tag bekommt eine Struktur, er wird bewusster eingeteilt und wahrgenommen.
„Jetzt bin ich eine Stunde auf dem Sofa.“ „Ich gebe mir einen halben Tag, um wütend zu sein.“ „Für zwei Stunden lese ich ein Buch.“ Diese Zeit ist für Sie. Gönnen Sie es sich.

Das ist eine Möglichkeit. Wenn Sie nicht soviel Zeit entbehren können, machen Sie 6-12x am Tag eine 1-Minuten-Übung. Diese 6-12 Minuten sind machbar und ein erster Schritt, Zeit bewusst für sich zu nutzen. Damit geben Sie sich Aufmerksamkeit und Anerkennung, gleichzeitig erfüllen Sie sich einen Wunsch.

TRAUMA

Ein Trauma ist etwas Erlebtes, das einem einen scheinbaren oder wirklichen Schaden zugefügt hat. Das können Gewalterfahrungen ebenso sein wie Unfälle, Naturkatastrophen und/oder verbale Äußerungen. Ein Trauma ist ein Erlebnis, das sehr belastend wirkt und zu Überforderung, Stress, Hilflosigkeit und/oder Entsetzen führt. Es kann zu einer akuten Belastungsreaktion führen. Der Körper kann sich in Ohnmacht, Betäubung, Gefühlsschwankungen oder Gefühllosigkeit, Stresspusteln, Schweiß und Kreislaufversagen äußern und zu Hysterie, Schrei- oder Weinkrämpfen oder Ausdruckslosigkeit führen. In der Folge kann es zu einer posttraumatischen Belastungsstörung mit immer wiederkehrenden Alpträumen, emotionalen Fehleinschätzungen, wiederkehrenden Erinnerungsbildern und Vermeidungsverhalten kommen. Traumen entstehen durch eigenes Erleben ebenso wie durch das Anschauen von Bildern und Filmen, die Entsetzen auslösen. Traumen können über mehrere Generationen weitergegeben werden (Krieg, Vergewaltigung, Hungerkatastrophen, Mord oder Selbstmord in der Familie, etc.) oder aber auch kollektiv entstehen, wenn viele Menschen in einem bestimmten Zeitraum die gleichen Ängste entwickeln (Beispiel Terrorangriff, Dürre, Heuschreckenplage, Pandemie). Ob man das Trauma selbst miterlebt, es anschauen muss oder aber auf einem anderen Weg in das Trauma hineingerät: Das Vertrauen in eine sichere, geborgene Welt wird zerstört. Diese Ereignisse führen zu psychischer Verzweiflung mit körperlichen Symptomen: extreme Angst- oder auch extreme Furchtlosigkeit, Betäubung, Selbstzweifel oder übermäßige Selbstsicherheit, eingeschränkte Wahrnehmung über die Sinne. Beziehungsweise Fehlinterpretationen der Sinneseindrücke und der Umgebung, Verspannungen im Körper mit Veränderung der Haltung und der inneren und äußeren Bewegungsmuster (der Bewegung von Organen, Faszien und Gelenken). Da wir Menschen sehr unterschiedliche Erfahrungen in unserem Leben machen und auch unsere Vorfahren diese Erfahrungen machten, gibt es keine einheitliche Schwelle, ab wann ein Trauma entsteht. Jeder von uns hat eine individuelle Schwelle des Entsetzens. Auch als Therapeut stößt man an die ein oder andere Geschichte, die so unfassbar klingt, dass die eigene Vorstellungskraft von Traumen erweitert werden muss. So ist für den einen eine Sportverletzung mit Bänderriss ein Trauma, für den anderen ein Autounfall, zu dem er hinzugezogen wurde. Für den Dritten ist es eine massive Gewalterfahrung während seiner Kindheit. Es ist dann ein Trauma, wenn es für denjenigen, der es erlebt oder in sich trägt, zu einem Trauma geworden ist. Wenn es unverarbeitete Spuren hinterlassen hat und das Handeln oder Denken in der Folge verzerrt wirkt. Es sollte nicht bewertet werden, ob Mobbing schwerwiegender ist als eine Vergewaltigung oder ein Trauerfall. Wir haben unterschiedliche Voraussetzungen, was wir tragen und ertragen können. Dies gilt es zu respektieren.

Die Vorstellung, dass es „Normale“ und „Traumatisierte“ gibt, ist eher falsch, da es in allen Kulturen zu allen Zeiten traumatisierende Geschehnisse und Zustände gab oder gibt. Die Frage dürfte eher sein, ob und wodurch man selbst, direkt oder indirekt, davon betroffen ist. Es ist unwesentlich, ob oder als wie ‚schlimm‘ die Sache gesehen werden könnte. Es geht darum, was man allenfalls tun kann, um Verbesserungen herbeizuführen.

Dadurch, dass uns viele Vorgänge verborgen sind, ist uns nicht (unbedingt) bewusst, was hinter gewissen Einstel-

lungen, Gefühlen, Sicht- und Handlungsweisen steckt. Traumata sind uns nicht unbedingt bekannt oder bewusst. Der erste Schritt mag darum sein, zu erkennen und akzeptieren zu können, dass man durch Trauma(ta) belastet ist.
Um daran arbeiten zu können, sind möglicherweise einige Vorbereitungsschritte nötig. Dies kann vom Aufwand her mit Ausdauersport vergleichbar sein. Es kann Jahre in Anspruch nehmen, mit vielen manchmal als klein erachteten Fortschritten wie auch mit ‚ärgerlichen' Rückschritten. Man wird an seine Grenzen gelangen, man wird Mut und Vertrauen entwickeln müssen, um Grenzen zu überschreiten und hinter sich lassen zu können.

Egal, ob Sie Ihr Trauma kennen oder nicht, das Trauma führt in der Regel dazu, dass Sie sich auf die eine oder andere Art durchs Leben kämpfen. Sie halten das Trauma unter dem Deckel der Verschwiegenheit fest oder auf Abstand. Vielleicht kennen Sie Ihre Abwehrstrategien, Ihre Irritationen in bestimmten Situationen, eventuell aber auch nicht. In jedem Fall geht es darum, einen scheinbar überstarken Gegner herauszufordern. David gegen Goliath. Wäre Ihr Trauma nicht so gefährlich oder die Empfindung, die Sie damit verknüpfen, hätten Sie womöglich gar kein Problem. So aber müssen Sie sich auf eine Meisterschaft einstellen. Diese gewinnen Sie nicht im Schlaf. Sie müssen bereit sein, das Trauma aufzubereiten, es zu wollen, es sich (zu-)trauen, es sich erlauben, Hilfe anzunehmen, wenn nötig, aber auch viel alleine zu üben im Alltag. In den wichtigen Schritten werden Sie unterstützt, doch die neuen Wege, die sich Ihnen eröffnen, müssen Sie gehen. Es wird ungewohnt sein, Ihre Umgebung wird anders mit Ihnen umgehen. Alles ist ungewohnt und damit eventuell potentiell gefährlich (in Ihrer „alten Denkweise“). Ihre alten Strategien gaben Ihnen Halt, aber sie beengten Sie

auch. Nun gehen Sie einen Weg in eine neue Freiheit. Wie ein kleines Kind eben auch müssen Sie diese Welt erst entdecken. Sie haben schon die Erfahrung, verletzt werden zu können, verletzt zu sein, missachtet oder ausgelacht zu werden. Sie wissen, wie es sich anfühlt, allein gelassen zu sein. All dies wird Sie daran hindern wollen, leichte Wege zu gehen, sich auf etwas Unbekanntes einlassen zu wollen, da Sie verletzt werden könnten.
Für Ihren Coach oder Therapeuten, ebenso wie für Sie selbst, kann das eine Herausforderung werden. Sie müssen sich auf Ihren Trainer einlassen. Sie müssen lernen zu vertrauen. Sich selbst und/oder anderen Personen, Bewegungen und Umgebungen vertrauen.
Der Blickwinkel von außen ist oftmals so wichtig, weil der Traumatisierte selbst diesen Blickwinkel aus Angst, Scham, Ablehnung oder Schmerz nicht mehr einnehmen möchte und sein eigenes Bild verzerrt hat (und weiterhin verzerrt), um sich scheinbar zu schützen. Ein Sportler, egal in welcher Sportart, benötigt, um sehr gut zu werden, den Blick von außen. Analysen über ein Video, Selbstbeobachtung, Außenbeobachtungen des Trainers, um Feinabstimmungen einzuleiten. Je besser Sie sein wollen im Sport, umso kritikfähiger müssen Sie sein. Sie hören sich an, was andere zu sagen haben, denken darüber nach und machen sich ein eigenes Bild. Wie fühlt sich der neue Bewegungsablauf an? Wie komme ich damit zurecht? Kann ich mental die Schritte durchgehen? Benötige ich eine andere Trainingsumgebung? Ist mein Trainer der optimale Trainer, um neue Denk-, Bewegungs- und Verhaltensweisen anzunehmen? All dies hinterfragen Sie bitte auch bei der Auflösung Ihres Traumas.
Haben Sie Ihren optimalen Coach gefunden, werden Sie lange mit ihm arbeiten können. Vielleicht benötigen Sie auch ein ganzes Team, es ist an Ihnen, das zu entscheiden. Eine wichtige Voraussetzung ist, dass das Team zusammenarbeiten muss. Ansonsten entstehen Chaos und

Verwirrung, weitere Verletzung, Haltlosigkeit, Irrwege und Umwege. Wie im Sport auch, benötigen wir für die Behandlung Regeln, die beide Seiten einhalten sollten. Es gibt keinen Schiedsrichter. Ähnlich wie beim Frisbee sind die Beteiligten angehalten, Fouls anzuzeigen. Auch in der Therapie sollten gelbe und rote Karten verteilt werden dürfen. Es geht nicht um einen Konkurrenzkampf, wer der Bessere sein wird, sondern um ein Miteinander. Im besten Fall wandelt man mit Spaß, Humor und Vergnügen ein altes, erlebtes Trauma in etwas Neues, Wunderbares und Kreatives. Um das Erlebte in eine Erfahrung zu verwandeln, die für die Zukunft nützlich ist und nicht mehr weggedrängt werden muss.

Manches Mal wird es schmerzen, den Außenblick zu ertragen. Oder den inneren Schmerz zu erleben. Die Scham wird den Traumatisierten hindern, sich ausdrücken zu wollen, sie wird verletzen wollen. Das Erlebte wird von der Scham bedeckt. Keiner soll es wissen. Keiner soll einen bewerten oder verachten, missbilligen oder auslachen, mit dem Finger auf einen zeigen, Sprüche klopfen, ins Lächerliche ziehen. Der Traumatisierte ist in seiner Vollkommenheit erschüttert. Er fühlt sich unvollständig, anders, einzigartig, individuell, er gehört einer Minderheit an. Er fühlt sich alleine gelassen. Er hat eine persönliche Geschichte, Narben, Verwundungen, ist eventuell noch im Schockzustand, oder aber er vertritt seine Meinung vehementer als eigentlich nötig. Er muss vertrauen, in einer Welt, in der sein Geist, seine Seele oder sein Körper verletzt wurden. In der viel Wut, Groll, Enttäuschung vorkamen, die er vielleicht nie zum Ausdruck bringen durfte.

Um alle Beteiligten zu schützen, sollte man sich an Regeln halten, die es unbedingt einzuhalten gilt:

Behandlungsregeln

Wer Übergriffe erlebt hat, den mögen (ab)geschlossene Räume und übermäßige Privatheit ängstigen, während die Nähe von Drittpersonen eine gewisse Sicherheit geben kann.

1) Man kann/darf die Therapie(räume) im Bedarfsfall jederzeit verlassen und es ist sicherzustellen, dass dies möglich ist. Man kann/darf aber auch wieder zurückkommen, ebenfalls unter der Vereinbarung eines neuen Termins.

2) Wer Grenzüberschreitungen erlebt hat, kann dazu neigen, selber Grenzüberschreitungen zu machen, um ungewollt Zuflucht zu nehmen. Situationen, in denen ein Klient eigenmächtig die Kontrolle übernehmen könnte, müssen in geeigneter Weise berücksichtigt werden. Die kurzfristige Verfügbarkeit von Drittpersonen kann dazu angezeigt sein.

3) Gewisse Entscheidungen, die in der Therapie gefällt werden „sollten", können vom Klienten als (scheinbar) lebensbedrohlich empfunden werden. Der Therapeut kann dabei nur begleiten. Druck und Drängen sind zu unterlassen. Dadurch ist der Klient für seine Entscheide aber auch selbst verantwortlich. Motivation kann durch Ermutigung und durch Dasein erfolgen. Man geht über die „eingebildete Todesschranke", weil man seine Situation verändern will. Weil das, was man zurücklässt, schlimmer ist als der Tod. Aber es soll keine Abhängigkeit zu Therapeuten geschaffen werden. Der Therapeut wiederholt das vom Klienten formulierte Ziel, er zeigt vielleicht auf, warum dieses Ziel formuliert worden ist, zeigt auf, was man gewinnen kann. Und ist anwesend.
Der Klient macht den Schritt für sich, nicht für den Thera-

peuten. Gerade aus dem Sport hört man ja über Trainingsmethoden, die abstoßend sind. Jedes Mittel scheint recht, den Sportler noch etwas weiter zu drängen.
In der Therapie soll das anders sein. Es ist eben nicht jedes Mittel recht, sondern der Klient soll wählen dürfen und dafür die Verantwortung tragen. Dass man dem Klienten zutraut, mehr zu können, als er sich vielleicht vorstellen kann, kann man natürlich sagen.
Dies ist kein Drängen, gibt aber die Gewissheit, immer mit Begleitung zu reisen.
Andernfalls kann ein Drängen als Zwang empfunden werden, was die Situation verschlechtern kann.

4) Alle Fragen sind zulässig, müssen aber nicht zwingend beantwortet werden. Suggestivfragen sind keine Fragen, sondern Manipulationsversuche, und sind zu unterlassen. Andererseits sind auch Aggression oder übermäßige Emotionalität Manipulationsversuche und somit keine angemessen Reaktionen auf berechtigte Fragen.

5) Der Klient ist nicht zum Fortschritt mit seinen Anliegen verpflichtet und der Therapeut hat diesen auch nicht zu gewährleisten. Idealerweise stellt sich ein Fortschritt durch eine fruchtbare Zusammenarbeit ein. Der Therapeut sollte keinerlei Erwartung an den Klienten haben.

6) Rückschläge sind kein Beweis für die Zwecklosigkeit eines Anliegens oder die Unfähigkeit eines Therapeuten, sondern sind im Gesamtkontext zu betrachten. Rückschläge akzeptieren zu können, kann ein wichtiger Fortschritt sein.

7) Traumapatienten können versucht sein, den Therapeuten dazu zu bringen, sich so zu verhalten, wie sie es von ihm erwarten. Sie sind sich dieser Manipulation nicht un-

bedingt bewusst und es kann ein zwanghaftes Verhalten sein, das ihrem Schutzmechanismus entspringt. Andererseits soll man dem Klienten bewusst machen, dass man sich einer solchen Manipulation nicht zu unterziehen gewillt ist.

Raus aus der Geschichte - sie ist vergangen und ich habe sie überlebt.

Oftmals kann der Traumatisierte aus dem Zeitpunkt des Geschehnisses nicht austreten. Er ist erschreckt und schockiert. Dieser Schock macht ihn, auf eine bewusste oder unbewusste Art, bewegungsunfähig oder er befindet sich noch in dem Modus von Flucht oder Angriff. Dies ist ein absoluter Dauerstress. Er geht jeden Tag aufs Neue auf sein Trauma zu, nimmt es mit, kommt aber nicht weiter. Ein Teil von ihm möchte gerne die Richtung wechseln, der andere Teil aber sagt: „Es ist zu gefährlich.“ Dieser Teil des Gehirns erkennt das Trauma nicht als bewältigt und vergangen an, es hindert ihn, weiterzugehen. Einfacher gesagt: Er erlebt es solange wieder, bis er eine akzeptable Umgangsart mit ihm findet.

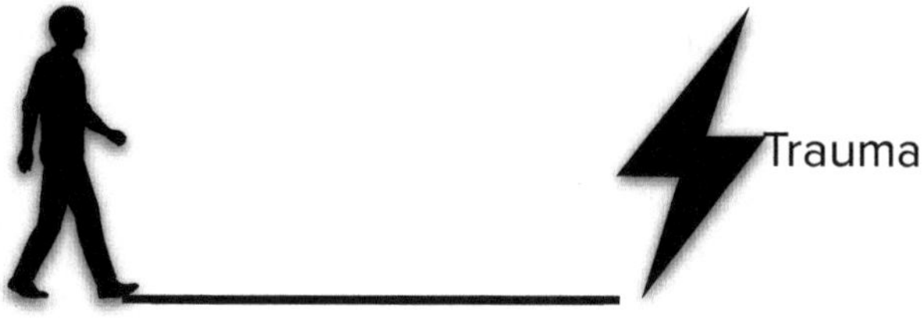

Nach meinem Empfinden kann die Geschichte erst dann abgelegt werden, wenn der Traumatisierte tiefes Verständnis für sich und seine Situation empfinden kann. Manches Trauma kann man mit dem Verstand nicht verstehen. Fragen entstehen: „Warum nur passieren so schlimme Dinge?“ oder „Warum ist mir das widerfahren?“ Um ein Trauma nicht dauerhaft als Stress in sich zu haben, ist die Akzeptanz des Geschehenen ganz wichtig. Natürlich stoße ich zunächst auf Unverständnis und Widerstand bei meinen Klienten, wenn ich von ihnen verlange, das Geschehene als gegeben anzusehen, doch was geschehen ist, kann ich nicht ändern. Es lässt sich nicht leugnen, es ist der jeweilige Weg, der gegangen wurde. Er ist unveränderlich, es war so, wie es war, so ist es zu akzeptieren, weil es so gewesen ist. Die Frage „Warum?“ bringt in der Therapie nicht immer eine Lösung. Manches Mal führt sie zu Verständnis, aber ist es wichtig, den anderen, die sozialen Umstände oder bei einer Unwetterkatastrophe das Wetter zu verstehen? Ein Verständnis für die eigene Person, eine empathische Empfindung für all den Schmerz, die Leere oder die Traurigkeit respektive Zorn ist meiner Meinung nach ein gewaltiger Schritt in Richtung Aussöhnung mit der Vergangenheit. Doch wie geht das? Zunächst finde ich es wichtig, den nötigen Abstand zum Trauma einzunehmen. Ich schlage dafür eine gedachte Brücke vor. (Sie können es sich natürlich auch als Tunnel, Umleitung, einen Weg um ein abgesperrtes Gebiet oder ähnlich vorstellen. In meinen therapeutischen Sitzungen hat sich die Brücke bewährt. Vielleicht weil es auch ein schönes Gefühl ist, mal über dem Trauma zu stehen.) Das Ziel der Übung ist: Anstelle immer wieder an das Trauma erinnert zu werden und damit das Trauma in voller Fülle erleben zu müssen, bauen wir uns auf unserer Lebenslinie, kurz vor Eintritt des Traumas eine gedankliche Brücke.

Ähnlich der folgenden Abbildung:

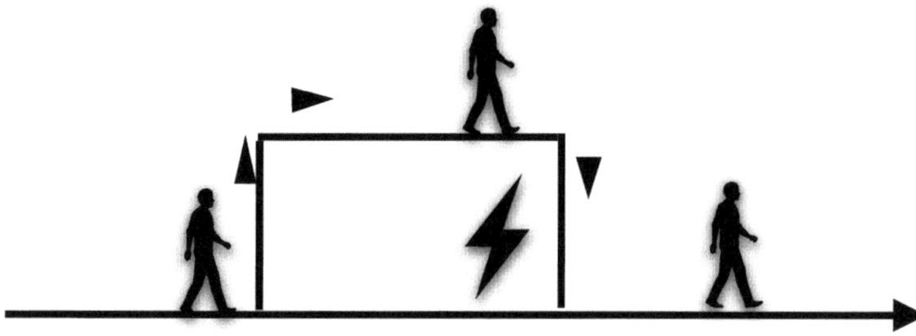

Lebenslinie Trauma

Diese Brücke führt uns mit Abstand über das Trauma und lässt uns, wenn wir wollen, das Trauma von oben betrachten. Wir können aber auch über die Brücke gehen, ohne hinunterzusehen. Der Traumatisierte hat so eine freie Wahl. Es ist ähnlich wie bei der Überwindung der Höhenangst. Schauen wir nicht hinunter, geht es ganz gut.

Haben wir das Trauma überlaufen, gehen wir wieder ganz normal unseren Weg auf der Lebenslinie weiter. Wir müssen uns nicht davon berühren lassen, müssen es im wahrsten Sinne des Wortes nicht durchlaufen. Kennt der Klient erst einmal einen Weg auf seiner Lebenslinie, ohne ständig über das Trauma zu stolpern, atmet er oftmals auf. Auch wenn dies nur ein gedanklicher Vorgang ist, scheint er sich körperlich stressreduzierend auszuwirken. Durch die gedachte Brücke, beziehungsweise den Tunnel, die Umleitung oder mit der Abgrenzung herum müssen Sie nicht mehr durch Ihr Trauma gehen. Sie haben jetzt eine neue Strategie.

Innere und äußere Einflüsse bestimmen unser Leben.

Um nicht so oft das Wort „Trauma“ benützen zu müssen, um aus einer Bewertung herauszugehen und auch um das Trauma über das Wort nicht ständig hervorzurufen, gebe ich dem Trauma eine Überkategorie „Einfluss“.

Einflüsse bestimmen unser Leben. Sie müssen nicht unmittelbar zu einem Trauma führen, doch sie können ein Trauma hervorrufen. In diese Kategorie beziehe ich alle Einflüsse mit ein, die unserem Leben eine andere Richtung geben. Wir haben auch schon im Kapitel „Inneres Kind“ von den Einflüssen von außen und Folgereaktionen im Denken und Handeln gesprochen. Ich unterscheide zwischen äußeren und inneren Einflüssen.

Zu den äußeren Einflüssen zähle ich beispielsweise:

- Begegnungen,
- Gefühle,
- Mitmenschen,
- Ereignisse,
- Menschen, Eltern, Generationenkonflikte,
- Worte,
- Tiere,
- Pflanzen,
- Lärm,
- Wettereinflüsse,
- Temperaturen,

- das Vorhandensein oder die Abwesenheit von Liebe, Nähe, Zuneigung,
- Konditionierung, Prägung, Kultur, Glauben,
- Orte.

Zu den inneren Einflüssen gehören für mich:

- Wahrnehmung der eigenen Bedürfnisse,
- Heimatgefühl,
- Empfangen, Empfinden von Liebe, Nähe, Zuneigung,
- Glaubenssätze,
- falsche Schlussfolgerungen,
- Widerstände,
- Rebellion,
- Verteidigungsstrategien,
- Verwirrung, Verzerrung, Trotz, Missachtung.

Diese Einflüsse prägen unser Denken und Handeln. Sie haben uns geformt. Im besten Fall führen diese Einflüsse zu einem friedvollen Miteinander, zu einer gegenseitigen Unterstützung, einem gutem Selbstwert und zu guter Gesundheit. Im schlechtesten Fall zu einem Gefühl der Zermürbung, Hilflosigkeit, Ohnmacht, Leere, Scham, zu veränderten Ritualen und Lebensgewohnheiten, die der Person nicht dienlich sind und zu krankhaften oder zerstörerischen Mustern führen. Das sind Zwänge, Gewalt, Misstrauen, ebenso Krankheiten wie Depression, Schizophrenie oder Erkrankungen aus dem rheumatischen Formenkreis etc. Bitte denken Sie auch daran, dass es versteckte Generationenkonflikte gibt. Unbearbeitete oder verschwiegene Themen aus der Ecke der Vorfahren. Dinge, Verhaltensweisen und Ängste, die unbewusst weitergegeben wurden. Es gibt Generationenkonflikte und Lebenserfahrungen, die dazu geführt haben, dass wir Abwehrstrategien, falsche Schlussfolgerungen oder Glaubenssätze entworfen haben, die unsere Entscheidungen und Handlungen im Leben prägen und bestimmen. Oftmals werden diese Dinge nicht mehr hinterfragt, teils sind sie mit bewusster oder unbewusster Angst besetzt. Es ist möglich, dass sie uns unbewusst zu Handlungen und Denkweisen zwingen, die uns auf Dauer schaden. Das könnten sein: Suchtverhalten, plötzliche Wutanfälle, vernebeltes Denken, Konzentrationsschwierigkeiten, Gefühl der Leere, usw. Dies wiederum führt dazu, dass die Umgebung der Person dazu neigt, in eine Bewertung zu gehen: „Vorsicht, der ist aggressiv." „Der ist dumm." „Auf die kann man nicht zählen." Es kommt auch vor, dass man ausgelacht wird, weil man stottert oder einen „komischen" Bewegungsablauf hat.

Selbst wenn das nicht immer der Fall ist, kann es passieren, dass man automatisch davon ausgeht, dass es so sein könnte. Zum Beispiel: „Ich bin dick, die werden mich alle anstarren." „Wenn ich wütend werde, könnte ich jemanden töten." In der Folge fühlt man sich verunsichert, der Selbstwert sinkt, man versucht es dem Außen recht zu machen. Die eigenen Bedürfnisse, Wünsche und Emotionen werden vernachlässigt, um zu überleben.

Graphisch habe ich versucht, die Einflüsse über Punkte, Blitze und Feuer in die Lebenslinie einzuzeichnen. Es gibt unzählige Einflüsse, die Ihr Leben bestimmen. Nicht alle davon sind schlecht, es kommt aber darauf an, was Sie daraus machen.

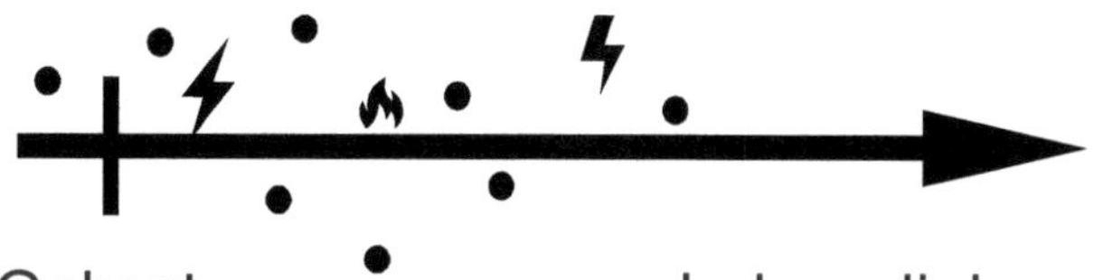

Um nicht alle Einflüsse einzeln anschauen zu müssen, gibt es die Idee der Ordnung.

Diese Idee können Sie mit einem Therapeuten Ihrer Wahl besprechen. Alleine zu ordnen ist nicht ratsam, es könnte auch für Sie gefährlich werden. Man neigt dazu, sich selber auszutricksen und fühlt (geprägt vom Erlebten) auch nicht immer, was nötig ist. Es ist hilfreich, wenn jemand von außen beobachtet und im Notfall einschreiten kann. Nützlich ist auch, mittels der Kinesiologie oder einem Pendel zu überprüfen, ob der nächste Schritt angemessen ist und auch getan werden kann. In einer Behandlung werden alle Anteile der Person gebeten, mitzuwirken.

Um alle Anteile einzubeziehen stelle ich mir vor, dass alles, was ich bin, an einem Tisch sitzt. Dieser Tisch kann riesig sein, wenn ich Abstand zwischen den einzelnen Instanzen haben möchte, sie sollten aber untereinander kommunizieren können. Unter Instanzen verstehe ich: Mein Bewusstes, Unterbewusstes, meine Erfahrung, mein Körper, mein Geist und meine Seele, eben alles, was mich ausmacht und was ich dabei aufführen möchte. Ich finde die Idee ganz gut, die Instanzen als Personen aufzuführen. Da wären zum Beispiel: ein inneres Kind, ein Freiheitsliebender, ein Kämpfer, ein Schriftsteller oder Geschichtenerzähler, ein Kontrolleur, ein Verständnisvoller, ein Richter, ein Schönredner, ein Verteidiger, ein Anwalt, ein Verletzter, ein Gefühlvoller, ein Therapeut, ein Berater, ein Finanzminister, ein Sorgenvoller, die Angst, die Wut, die Zerstörung, alles, was Sie in Ihrer Phantasie benötigen, um sich im Prozess unterstützt zu fühlen. Jeder Anteil oder jedes System bekommt eine Stimme, jede Stimme zählt gleich. So werden Anteile, die nie zu Wort kommen durften oder dürfen, aufgefordert, Ihre Erfahrung, Ihr Wissen und Ihr Empfinden mitzuteilen.

In Gedanken gebe ich folgende Aufträge:

Zunächst definiere ich mein gesamtes Selbst, wer ich bin, mit all meinen Anteilen, und wer die anderen sind. Sozusagen mein gesamtes Ich und was ich nicht bin.

Anschließend soll mein gesamtes Selbst meine Lebenslinie über die gedachte Brücke abschreiten und innere und äußere Einflüsse voneinander unterscheiden. Das mache ich in Gedanken. Wenn man kann, könnte man kinesiologisch testen, ob das auch wirklich funktioniert. Sie können aber auch mit Ihrem empathischen Gefühl die gedankliche Wegstrecke begleiten. Sollten Sie emotional sehr stark reagieren oder nur eine Leere empfinden, lassen Sie sich Zeit, nehmen Sie größeren Abstand zu Ihrem Einfluss, besprechen Sie dies mit Ihrem Therapeuten.

Es gilt herauszufinden, welche Anteile in den Einflüssen eine Rolle spielen. Das geschieht alles nur durch gedanklichen „Wunsch“ und „Befehl“ beziehungsweise über das Nachempfinden, durch Hineinspüren oder kinesiologisches Testen. Da wir mit unserem Unterbewussten nur unbewusst in Kontakt sind, müssen wir darauf vertrauen, dass unsere Systeme das können. Schließlich sind sie zuständig dafür, wie wir denken, handeln und fühlen. Wer den Film „Alles steht Kopf“ kennt, darf sich das gerne genauso vorstellen: Wie eine Schaltzentrale, die im Hier und Jetzt anschaut, was damals war und daraus neue Handlungen, Erkenntnisse und Rückschlüsse zieht.

Es gibt Zeiten, da verweigert das gesamte Selbst die Arbeit. Oftmals ist dann die Angst oder die Emotion im Vordergrund. Manches Mal auch versteckte Glaubenssätze wie: „Das schaffe ich nie." „Das war zu gewaltig." „Sowas kann man nicht lösen." „Ich bin nichts wert." Hierbei spricht man von einer Blockade. Stellen Sie sich das so vor:

Ein Ereignis fand in der Vergangenheit statt. Mit dem Ereignis sind Emotionen von Schmerz, Wut und Angst aufgetreten. Der Eindruck des Ereignisses war so groß, dass die Person das alles nicht verarbeiten konnte. Nun liegen Ereignisse (Einflüsse), Emotion und Angst ungeordnet abgelegt irgendwo im Körper (oder um ihm herum). Dies gleicht einer Verknotung, die so übermächtig erscheint, dass sie nicht gelöst werden kann. Die Angst, die inneren Bilder oder die Emotionen sind so groß, dass der Mensch sich nicht traut, das Geschehnis noch einmal anzuschauen.

Die Idee ist nun, ähnlich wie in einem Computer, die Erfahrung, die inneren Bilder, die Geschichte in verschiedene Ordner zu unterteilen oder, wie die Wäsche zuhause, in verschiedene Schränke mit Fächern oder Schubladen zu sortieren.

Bitte probieren Sie dies nicht alleine aus, sondern nehmen Sie sich therapeutische Hilfe. Ihre gesamten Systeme setzen sich wieder an den Tisch. Sie verteilen Emotionen in die verschiedenen Fächer für Emotionen (Freude, Wut, Trauer, Schreck, Groll, Hilflosigkeit, Ohnmacht, sich alleine gelassen fühlen, sich unterstützt fühlen, Eifersucht, Gier, erfüllt sein, etc.) Die Angst, oder auch die Angst vor der Angst, kommt in einen anderen Ordner. Das Ereignis selber darf, ähnlich einem Fotoalbum oder Film, einen eigenen Ordner bekommen. Vielleicht möchte eine Instanz noch gehört oder wahrgenommen werden. Vielleicht möchte der Verständnisvolle beschwichtigen oder die Wut sich äußern. Da dies alles ein unbewusster Prozess ist, lassen Sie das in Ihren Gedanken zu. Alle dürfen gehört und wahrgenommen werden. Das Geschehnis ist vorbei, Sie sind in Sicherheit, es wird ausschließlich neu sortiert.

Ist alles geordnet, können Sie, wenn Sie wollen, Ihre Erfahrung unabhängig von Emotion oder Angst anschauen oder Ihre Angst unabhängig von Ihrer Erfahrung oder Emotion. Entsprechend ist Ihre Emotion oder Angst nicht an irgendeine Erfahrung gekettet, damit haben Sie eine größere Auswahl an Emotionen, falls Ihnen ein ähnliches Ereignis widerfahren sollte oder Sie eines beobachten. Ist auch die Angst nicht mehr gebunden, sind Sie in der Lage, klar zu denken. Sie sind frei, eine Handlung einzuleiten, und werden nicht mehr getriggert, eine bestimmte Verhaltensweise auszuüben. Innere Bilder schießen nicht wahllos hoch.

Für eine gute Gesundheit benötigen Sie ein System, das Ihnen hilft, Ordnung zu schaffen. Das erreichen Sie mit einem guten Therapeuten, der auf Sie eingeht, und mit Ihrem Mut und Ihrer Disziplin, das Vergangene zu akzeptieren. Es ist dabei nicht wichtig, jedes Ereignis zu durchleben. Wichtig ist es, zuzulassen, dass an dem Knoten des Ereignisses gearbeitet werden darf. Das Separieren von Ereignis, Emotion, Sinneseindrücken und Angst erfolgt nicht durch Denken und Verstehen, sondern durch die Entscheidung, es tun zu wollen, und dem Zulassen der unbewussten Arbeit.

Eine Neuordnung kann dazu führen, dass Sie Ihre Wünsche, Gefühle und Bedürfnisse wieder besser wahrnehmen können. Dass Sie sich gegenüber den Mitmenschen besser ausdrücken können. Ihre Körpersprache wird sich verändern, ebenso Ihre emotionale Intelligenz und Sozialkompetenz. Wenn Sie Ihre Sinne vermehrt einsetzen können, werden Ihre Entscheidungen klarer. Sie werden aufhören, sich unnötigem Druck auszusetzen oder auch sich unnötigen Druck selbst zu machen. Ihre Gesundheit kann sich verbessern, Sie werden sich selber annehmen und vielleicht auch Ihr Idealgewicht erreichen, wenn Sie es nicht schon haben. So, wie Ihre Emotionen wieder in voller Breite gelebt werden dürfen, ohne dass Sie Angst davor haben, dass Sie von ihnen kontrolliert werden. In Folge wird sich das Leben wieder lebendiger anfühlen. Anstelle Opfer Ihrer Lebensereignisse zu sein, sind Sie nun der Schöpfer Ihres jetzigen und weiteren Lebens. Sie nehmen die Erkenntnisse aus den Einflüssen, legen sie in eine für Sie nützliche Bahn und gehen gestärkt durch das Leben. Was Sie erfahren haben, kann Ihnen keiner nehmen. Es geht darum, wie Sie damit umgehen und was Sie daraus machen. Ein oder mehrere Werkzeuge sind entstanden durch die Erkenntnis, wie man mit Situationen fertig werden kann, beziehungsweise was es für Handlungsmöglichkeiten in gefährlichen Situationen gibt. Wenn Sie so wollen, haben Sie eine Katastrophe erlebt und wissen nun, wie man sich in einer Katastrophe verhält oder ihr vorbeugen kann.

Emotionale Verknüpfungen

Wörter sind häufig emotional verknüpft. Wie zum Beispiel das Wort „Katastrophe“: Wenige verbinden damit Gutes. Oder das Wort „Scham“: Nur wenige möchten darüber reden, man fühlt sich unwohl, ebenso wie bei dem Wort „Ekel“. Diese Wörter lösen körperliche Gesten oder emotionale Empfindungen in uns aus. Um Emotionen oder an Emotionen gebundene Wörter besser zu neutralisieren und wieder wertungsfrei zuzulassen, machen Sie eine kleine Atemübung:

Machen Sie es sich bequem. Atmen sie ganz normal ein und aus. Denken Sie dabei an ein Wort zum Beispiel: Frieden. Dies machen Sie vier bis fünf Atemzüge lang. Stellen Sie sich vor, dass mit dem Einatmen Frieden in Sie hineinfliegt und mit der Ausatmung Frieden wieder nach außen fließt. Beobachten Sie, ob Gefühle oder Veränderungen Ihrer Körperspannung auftreten. Versuchen Sie die Empfindung, die Sie mit diesem Wort haben, zu spüren, lassen Sie diese Empfindung auf sich wirken, be(ver-)urteilen Sie diese Empfindung aber nicht. Diese Übung können Sie mit allen Wörtern machen, die Ihnen hilfreich erscheinen. Manchmal ergibt sich auch eine kleine Wortserie, weil man von einem Wort zum anderen kommt. Bleiben Sie bei jedem Wort vier bis fünf Atemzüge lang. Machen Sie die Übung ohne Druck. Fühlen Sie sich sicher, Sie können die Übung jederzeit abbrechen.

Beispiele für solche Wörter sind: Wertschätzung, Dankbarkeit, Hilfe, Unterstützung, Zulassen, Alleinsein, Einsamkeit, Starre, Zerstörung, Krieg, Ohnmacht, Glück, Zufriedenheit, Hilflosigkeit, Leere, Wut, Zorn, Groll, Missbrauch, Traurigkeit, Enttäuschung, Schutz, Eifersucht, Fülle, Strahlen, Farben, Gedächtnis, Sensibilität.

Auch Orte, Räume, Personen können für Sie emotional verknüpft oder geprägt sein. Durch diese Atemübung gelingt es Ihnen leichter, den Ort, den Raum, die Person von einer geprägten Emotion zu trennen. In der Übung sieht das wie folgt aus: Sie denken zum Beispiel an den Ort „Wohnzimmer“ (oder einen Stadt- oder Landnamen, atmen vier bis fünf Atemzüge. Bei jeder Einatmung lassen Sie das Wort „Wohnzimmer“ gedanklich in sich hineinfliegen und geben das Wort „Wohnzimmer“ bei der Ausatmung wieder nach außen ab. Was fällt Ihnen leichter? Das Hinein- oder das Herausfließenlassen des Wortes? Haben Sie dabei Empfindungen, die Sie daran hindern, den Ort mit dem Atem fließen zu lassen? Oder ist das für

Sie sehr einfach? Welche Empfindungen oder Gedanken tauchen bei Ihnen auf? Spüren Sie ausschließlich Leere? Wenn Sie wollen, wiederholen Sie diese Übung ein paar Mal, beobachten Sie dabei, ob sich Ihre Empfindungen verändern.

Somatische Marker

Unter somatischen Markern verstehen wir das sogenannte Bauchgefühl. Es sind Körperreaktionen, die wir zu einem bestimmten Thema an uns wahrnehmen. Es ist schön, wenn „Schmetterlinge im Bauch" fliegen, wenn man sich frisch verliebt fühlt. Weniger nett finden wir, wenn uns „das Herz in die Hose rutscht" und wir dabei Prüfungsfragen beantworten müssen. António Damásio, ein portugiesischer Neurowissenschaftler, stellte 1997 die Hypothese auf, dass der Mensch emotionale Erfahrungen in seinem Körper abspeichert. Das heißt, dass in einer entsprechenden ähnlichen Situation, zu einem späteren Zeitpunkt, sich diese emotionalen Erfahrungen durch Körperempfindungen äußern. Durch die Empfindungen, die an Ereignisse geknüpft sind, werden unsere Handlungen und Entscheidungen beeinflusst.

So könnte es zum Beispiel sein, dass ein Mensch eine Erfahrung gemacht hat, bei der er einen erhöhten Herzschlag hatte. In dieser Erfahrung hatte er sehr starke Angst. Damásio geht davon aus, dass ähnliche Situationen von Angst wieder einen erhöhten Herzschlag auslösen. Dabei muss die Angst nicht mehr so groß sein, wie sie ursprünglich war. Die Folge ist bei geringer Angst oder Anspannung ein erhöhter Puls.

Doch wie ist es im Umkehrschluss? Ich gehe davon aus, dass es möglich sein könnte, dass immer, wenn in der Folge sein Herz schneller schlägt, eine Idee von Angst in diesem Menschen entsteht, ohne dass es eine entsprechende Situation gibt. Meine Idee ist, dass wenn der somatische Marker aktiviert wird (in diesem Fall zum Beispiel durch schnelles Laufen, Aufregung oder Freude), eine Verbindung zu der Angst entstehen kann. Wenn dies der Fall ist, würde der Mensch, welcher der Angst aus dem Weg gehen möchte, vermeiden wollen, seinen Pulsschlag zu erhöhen. Auch Freude bedeutet eine Erhöhung der Herzfrequenz. Möchte er Freude vermeiden, um nicht mit der Angst unterbewusst konfrontiert zu werden? Vielleicht rutscht er in der Folge in eine depressive Verstimmung. Sie würde eine Verlangsamung der Tätigkeiten, eine Reduzierung der Freude und weniger Bewegung begünstigen. All das, was die Vermeidung von einer erhöhten Herzfrequenz bedeuten würde. Vielleicht reagiert er aber auch mit dem Wunsch nach Kontrolle oder Unterdrückung der Gefühle, so dass er weder die Angst noch die Freude noch irgendeine andere Empfindung zulassen möchte. In ihm entsteht vielleicht eine Leere oder ein Abschalten bestimmter Gefühle, so dass er diese nicht mehr bewusst empfinden möchte. Viele Menschen sprechen von einer Gefühlsarmut oder einer Leere, die sie kaum beschreiben können. Auf anhaltende Nachfragen erklären sie die Leere als eine Art Nebel oder leeren Raum, auch als eine Art Nichts, etwas Fantasieloses, ähnlich dem Nichts in der unendlichen Geschichte, dem Roman von Michael Ende. Nach längerem Hineinspüren und Nachfragen bekommt diese Leere eine Form, einen Boden oder eine Farbe, nicht selten eine Mauer am Rand. Die Leere scheint als etwas, was sich erst nach längerem Hinschauen oder Hineinfühlen zeigt. Sie erscheint aber als etwas Vorhandenes und hat unterschiedliche Assoziationen. Die Leere erscheint als etwas, was man nicht mehr wahrnehmen will, kann oder soll. Sie macht den Anschein, als ob sie vor einer Empfindung schützen möchte. Braucht man solch einen Schutz? Fühlt sich eine Leere nicht unendlich leer, im Sinne von etwas nicht Vorhandenem an? Etwas, das dazu führt, ein Gefühl des Mangels zu haben? Und macht Mangel nicht unglücklich, wütend oder eifersüchtig? Die Leere möchte entweder weiter versteckt oder aber mit etwas gefüllt werden. Da beides nicht passiert, solange sie vorhanden ist, stellt sie eine Art unterschwelligen Dauerstress dar. Wenn die somatischen Marker stets präsent sind, sie nicht mehr abgeschaltet werden können, lösen diese Missempfindungen oder Gefühllosigkeiten einen Dauerstress aus, der wiederum weitere Erkrankungen oder Einschränkungen nach sich ziehen kann.

Haben Sie auch schon bemerkt, dass Angst und Freude oftmals nicht mehr unterschieden werden können? Vor allem bei Menschen, die eine gewisse Leere in sich tragen. Ich frage mich, ob es in diesem Fall einen Zusammenhang mit dem somatischen Marker (zum Beispiel der Erhöhung der Herzfrequenz in beiden Fällen) gibt. Wenn der entsprechende Mensch wieder Freude und Angst auseinanderhalten kann (es gibt Möglichkeiten, über Kinesiologie und andere Techniken dabei zu helfen), erscheint es so, dass er wieder mehr Freude in seinem Leben zulassen kann. Eine Leere ist natürlich mehr als das Nichtvorhandensein von Angst und Freude. Diese Menschen haben große Schwierigkeiten, situationsbezogen oder bewusst zu empfinden.

Unsere somatischen Marker können uns helfen, bestimmte Erfahrungen aufzurufen, ohne dass wir die gesamte Geschichte ins Bewusstsein nehmen müssen. Ich denke, sie können uns aber auch davon abhalten, bestimmte Emotionen zuzulassen, oder wir vermeiden Handlungen, um nicht mit der alten, unangenehmen Geschichte konfrontiert zu werden.

In der Therapie sollte darauf geachtet werden, wie somatische Marker vom Klienten verwendet werden und ob es eine Vermeidungsstrategie gibt, die den Klienten vor der Erinnerung seiner Geschichte bewahrt. Noch einmal: Es ist nicht wichtig, die gesamte Geschichte ins Bewusstsein zu holen. Wichtig ist die Einordnung von Geschichte, Emotion, Angst und daraus folgender Reaktion in verschiedene Kategorien oder Ordner, um sie unabhängig voneinander betrachten und zu Rate ziehen zu können. Gelingt uns dies, sind wir frei in unseren Gedanken, Bewegungen, Entscheidungen und Handlungen. Wir sind nicht frei von unserer Vergangenheit, denn sie gehört zu uns. Aber wir können die in dieser Geschichte erlernten Werkzeuge gebrauchen, um uns ein angenehmeres Leben zu gestalten. Wenn Sie Gefühle verinnerlicht haben, die Sie an den Rand des Wahnsinns treiben, oder eine Wut, mit der Sie am liebsten jemanden töten wollten, sind Sie derjenige, der das sehr genau weiß. Oftmals traut man sich das gar nicht auszusprechen, auch einem Therapeuten gegenüber nicht. Auch hier fürchten viele Verurteilung, oder sie verstricken sich in eigene Scham oder Schuldgefühle. Suchen Sie sich einen Therapeuten, dem Sie vertrauen können. Diese Gefühle alleine zu tragen ist eine immens schwere Last. Eventuell kann Ihnen auch ein Homöopath helfen. Gerade bei der Auflösung von innerer Wut haben sich Vogelmittel wie der Rotschwanzbussard oder das Rotkehlchen, auch das Haushuhn gut bewährt. Es gibt auch entsprechende Pflanzen oder Mineralmittel in der Homöopathie. Vertrauen Sie, dass Sie eine Lösung für Ihre Thematik finden.

Dankbarkeit und Freude

Ein anderer Weg, mit diesen Gefühlen umzugehen, ist Dankbarkeit und Freude wieder zuzulassen. Ich möchte

Sie nicht ermuntern, Gewalt, Grenzüberschreitungen oder Unfälle für gut zu heißen. Gerne aber möchte Sie auffordern, das Geschehene zu akzeptieren. Wir können Dinge, die passiert sind, nicht ändern. Wir können aber aus einer Bewertung heraustreten, die das Erlebte als gut oder schlecht darstellt. Es war, wie es war, ob das letztendlich gut oder schlecht war, liegt im Auge des Betrachters, des Blickwinkels und dem Weitblick, was daraus alles entstanden ist. Begrenzen Sie das Geschehnis, die Grenzüberschreitung oder den Unfall auf den Moment, in dem es passiert ist, ehe Sie in eine Reaktion gegangen sind. Also bevor Sie sich daraufhin erschreckten, erstarrten, sich verletzt fühlten, etc. Dies ist Zeitpunkt A. Zeitpunkt B ist, was daraufhin als emotionale oder körperliche Reaktion passierte, beziehungsweise welche Schlussfolgerungen und Entscheidungen Sie für Ihr Leben daraus zogen.

Ein Beispiel: Ein Mann ging in eine Bank, um Geld abzuheben. Als er am Schalter war, stürmte ein weiterer Mann in die Bank, hielt eine Pistole hoch und schrie: „Banküberfall.“ Das ist Zeitpunkt A. Zeitpunkt B schließt sich an: Der Mann, der Geld abheben wollte, fällt in Panik, er bekommt einen Schweißausbruch, wirft sich auf den Boden und entwickelt in der Folge eine Angststörung. In den nächsten Jahren kann er keine Bank mehr betreten, weil er Angst hat, es könne wieder einen Banküberfall geben. Die Möglichkeit, mit Freude und Dankbarkeit Geld einfach in der Bank abheben zu dürfen kann er in seinem Leben nicht mehr zulassen.

Zeitpunkt A, den Vorgang des Banküberfalls, können wir nicht ändern. Was im Zeitpunkt B resultierte (die Angststörung) schon. Wir können diesem Mann wieder die Möglichkeit geben freudig in eine Bank zu gehen, auch dass er dankbar sein Geld abholen kann. Wichtig dabei ist, dass er nicht tatsächlich freudig in die Bank gehen muss. Es geht nur darum, ihm die Möglichkeit zu geben, damit er wieder eine freie Wahlmöglichkeit hat. Ereignisse in unserem Leben bringen uns dazu, unsere Wahlmöglichkeiten einzuschränken. Geben wir uns wieder die Freiheit, dass alles möglich ist, öffnen wir uns für ein intensiveres Leben. Beginnen wir wieder, Dankbarkeit als Möglichkeit in unserem Leben zuzulassen, erhalten wir ein Gefühl der Fülle und Sicherheit. Hierfür empfehle ich Ihnen, sich Ihre eigene Lebenslinie auf ein Stück Papier zu malen. Zeichnen Sie diese Linie lang, unterteilen Sie diese Linie am Anfang, um den Zeitpunkt der Geburt festzulegen: Wenn Sie möchten unterteilen Sie die Linie in Fünf- oder Zehn-Jahres-Schritten, um einen besseren Überblick zu haben, wo Sie sich befinden.

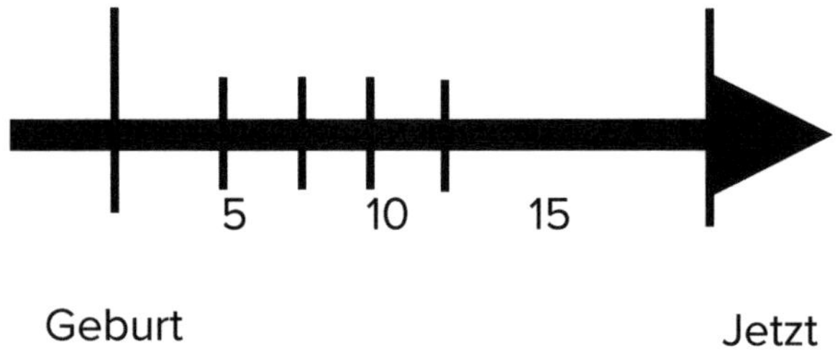

Kinesiologen dürfen gerne testen. Da ich davon ausgehen muss, dass dies nicht jeder kann, empfehle ich, einen Finger auf den Anfang dieser Linie zu legen. Sie denken an die Möglichkeit, dankbar in Ihrem Leben zu sein, es ausstrahlen zu können, Dankbarkeit schenken und empfangen zu können. Wandern Sie mit Ihrem Finger auf der Linie entlang, bis der Finger stoppt. Das kann am Anfang, in der Mitte, am Ende oder irgendwo dazwischen liegen. An der Stelle, an der der Finger stoppt, halten Sie inne und fordern Ihr gesamtes Selbst auf, die Möglichkeit wieder zuzulassen, dankbar zu sein. Das können Sie sich wie einen Schalter vorstellen. Es gibt nur ein Ja und ein

Nein, ein bisschen Dankbarkeit ist nicht möglich. Entweder kann man dankbar sein oder eben nicht. Ich weiß, es erfordert Vertrauen in Ihre eigenen Fähigkeiten. Auch wäre es möglich, dass Sie sich selber täuschen können oder wollen. Aus diesem Grund empfehle ich, das mit einem erfahrenen Therapeuten, gerne einem Kinesiologen durchzuführen, er wird Sie bei Ihrer Arbeit überprüfen.

Anschließend machen Sie den gleichen Vorgang mit der Idee, Freude als Möglichkeit in Ihrem Leben zuzulassen. Sie beginnen wieder mit dem Finger auf der Lebenslinie, denken daran, ob Sie Freude in Ihrem Leben zulassen können, und fahren die Linie entlang, bis der Finger schwerer rutscht oder stoppt. An dieser Stelle halten Sie inne und entscheiden sich, wieder Freude in Ihrem Leben als Möglichkeit zuzulassen.

Sie können das mit verschiedenen Themenbereichen machen. Als erstes aber würde ich mit Dankbarkeit und anschließend mit Freude beginnen. Diese geben Ihnen ein Gefühl von Fülle und Sicherheit und bestärken Sie bei allen anderen Themen.

Weitere Möglichkeiten sind:

- Die Möglichkeit, wütend zu sein, zuzulassen.
- Die Möglichkeit, zu lieben, zuzulassen.
- Die Möglichkeit, sich geliebt zu fühlen, zuzulassen.
- Die Möglichkeit, kritikfähig zu sein, zuzulassen.
- Die Möglichkeit, traurig zu sein, zuzulassen.
- Die Möglichkeit, gesund zu werden, zuzulassen.
- Die Möglichkeit, erfolgreich zu sein, zuzulassen.

Ihrem Mut und Ihrer Kreativität sind keine Grenzen gesetzt. Setzen Sie sich bei der Arbeit niemals unter Druck. Nehmen Sie sich Hilfe durch einen erfahrenen Therapeuten. Geschehnisse grenzen uns in unserer Wahrnehmung und Ausdrucksfähigkeit ein und dies ist eine einfache Übung, diese Grenze wieder flexibel zu gestalten. Sie müssen nicht, aber Sie können. Sie geben sich eine Wahlmöglichkeit, was und wie Sie die Dinge in Ihrem Leben empfinden möchten. Sind Emotionen durch alte, belastende Situationen blockiert (Zum Beispiel: „Ich durfte nie wütend sein." „Wenn ich wütend bin, habe ich Angst durchzudrehen."), dann fehlt uns dieser Ausdruck in unserem Repertoire. Das Leben erscheint dadurch weniger variantenreich und eingeschränkt. Wenn Sie Ihre Emotionen, Gefühle und Empfindungen in voller Bandbreite zulassen können, ist es wie ein gefüllter Farbkasten. Sie haben die Möglichkeit, mit 20 Farben zu malen, müssen es aber nicht. Es gibt auch schöne Bilder mit einer oder zwei Farben. Aber die Möglichkeit, ein Bild mit 20 Farben zu malen, haben Sie. Möglichkeiten zu haben ist anstrengender in der Entscheidung, welche man benutzen möchte. Wenn Sie aber Ihre Bedürfnisse und Wünsche kennen, sind Sie froh über Wahlmöglichkeiten, die Ihre Wünsche und Bedürfnisse im Detail erfüllen.

Gespräche während der Traumazeit

Manchmal möchte ein Klient sich, trotz allem, in die Zeit des Traumas zurückversetzen, weil er das Gefühl hat, genau zu diesem Zeitpunkt etwas klären zu wollen. Je nach gewesener Situation ist oder wird ihm oft klar, dass er sich in seiner traumatischen Situation sehr allein gefühlt hat. Besonders schlimm erscheint es, wenn die belastende Situation in einem frühen Lebensalter geschehen ist und von einem Übeltäter ausgeht der eine Bezugsperson darstellte. Dies können die Mutter, der Vater, Pflegeeltern oder ähnliche Personen gewesen sein. In diesen Fällen gab es keinen den man damals um Rat fragen konnte, und es gibt auch oftmals heute keinen, mit dem man die Situation, die man erlebt hat, vertrauensvoll durchsprechen möchte. Trotzdem haben diese Menschen Diskussionsbedarf. In der Therapie schlage ich vor, je nach Glaube mit einem Gott oder Engel, respektive Schutzengel, zu diskutieren. Die Frage, was bei dieser Technik Wirklichkeit ist, kann und darf man dabei offenlassen. Es geht nur darum, eine Lösung aus der Verknotung, dem inneren Konflikt, herbeizuführen, um sich von seinem Leiden zu befreien. Gott, beziehungsweise die Engel gelten als Wesen, die Situationen bewertungsfrei und mit Abstand betrachten können. Glaubt man an diese Wesen, geht man davon aus, dass sie dabei waren. Sie werden als Beschützer betrachtet und auch als solche angenommen. Nicht selten ist die Wut auf diese Beschützer sehr groß, weil die betroffenen Personen sich allein gelassen, verlassen und unbeschützt fühlten.

Haben Sie auch eine Wut in sich? Weil Sie ein Familienmitglied zu früh verloren haben? Oder weil Ihnen Schlimmes, nahezu Unerträgliches widerfahren ist?

Möchten Sie sich einen Moment Zeit nehmen, um sich auf Ihre Engel oder Ihren Gott einzulassen? Stellen Sie sich das entsprechende Wesen vor wie einen Freund, der Ihnen zuhört, Sie nicht gleich unterbricht und ehrlich antwortet. Bleiben Sie im Gespräch ruhig, erwarten Sie nichts, achten Sie darauf, ob Sie eine Antwort bekommen. Diese kann sich in einem Gefühl, einem Gedanken, einer Erscheinung, einem Duft oder anderem äußern. Meiner Meinung nach kann alles passieren, auch, dass nichts passiert, aber das liegt oftmals an einer Erwartung, etwas Bestimmtes hören, fühlen oder glauben zu müssen. Bleiben Sie also ruhig, atmen Sie vor sich hin, entspannen

Sie sich und starten Sie eine Diskussion zum Beispiel mit: „Hallo!“ Gerne können Sie Ihrem Gott und Ihren Engeln alles erzählen, was Ihnen auf Ihrer Seele oder Ihrem Herzen liegt. Wenn Sie eine Pause machen möchten, machen Sie diese. Achten Sie auf Ihre Gefühle und wie sich der Raum um Sie herum anfühlt. Hören Sie im Hintergrund eine bestimmte Liedzeile, würden Sie gerne ein Gedicht aufsagen oder singen? Achten Sie auf die Worte, die Ihnen einfallen, auf Gesten oder etwas anderes, das Sie gerne machen würden. Fühlen Sie sich frei, einfach mit Ihren Sinnen wahrzunehmen und Ihren Bedürfnissen zu folgen. Was können Sie wahrnehmen? Was möchten Sie tun? Je weniger Sie erwarten, umso höher steigt die Möglichkeit, etwas wahrzunehmen. Strengen Sie sich nicht an. Wenn nichts passiert, ist es nicht schlimm, Sie können diese Übung wieder und wieder machen. Die Zeit ist nicht verloren, es Ihre Zeit der Besinnung und Meditation.

Bei meinen Klienten tauchten immer wieder diese Fragen an ihre Schutzengel auf: „Warum wart ihr nicht da?“, „Warum habt ihr mich nicht gesehen?“, „Warum musste mir so Schlimmes passieren?“ Die Antworten, die sie darauf erhielten, waren klar, sie gingen alle in eine Richtung:

„Wir waren da und haben Dich gesehen. Wir haben schlimmeres verhindert.“

„Puh“, dachte ich, als ich das das erste Mal hörte. Mir war von einer Situation erzählt worden, die ich mir nicht schlimmer hätte vorstellen können. Aber ja, mein Klient lebte noch, er hat überlebt, was in der Situation wirklich eine große Leistung war. Lassen Sie sich ein auf veränderte Blickwinkel. Wäre es wirklich schlimmer möglich gewesen? Gab es Helfer, die das verhinderten? Obwohl dass Sie gesehen wurden, hat man Sie in dieser Situation gelassen. So schlimm die Situation war, nahezu unerträglich: Wenn ich nachgefragt habe „Warum?“, erschlich mich immer das Gefühl: Es war sein/ihr Weg. Die Erfahrung hat er/sie im Leben „gebraucht“ für seine/ihre Entwicklung, für das „Lebensverständnis“ oder die „Weichenstellung“. Verstehen Sie, was ich meine? Wir kommen nicht darum herum, die ein oder andere Situation durchleben zu müssen, und manche trifft es sehr hart. Aber sie können es tragen, davor ziehe ich meinen Hut. Mein Dank gilt all den mutigen Menschen, die mir von ihren Schicksalsschlägen erzählt haben und mir dabei Wege beigebracht haben, diese Situationen und diese Menschen zu verstehen. Davon wiederum profitieren unzählige andere Klienten und Freunde. Es geht darum, durch die Situationen nicht Leid zu erfahren, sondern Werkzeuge zu gewinnen.

VERTRAUEN

Um sich auf das Leben einlassen zu können, benötigen wir Vertrauen. Wie oben schon gesehen, gibt es unzählige Erfahrungen und Empfindungen, die uns davon abhalten, der Welt, der Umgebung, den Eltern, den Kollegen oder Freunden zu vertrauen. Vielleicht ist es nur unbewusst oder unterbewusst, doch oftmals hat unser Vertrauen einen Knacks bekommen. Wie soll man es wieder herstellen, wenn man weiß, dass es verloren gegangen ist oder man einen Hang zum Misstrauen bekommen hat? Ich finde, man muss sich entscheiden, um jemandem vertrauen zu können. Für mich ist Vertrauen ein Beschluss. Den Ausschlag für diese Entscheidung geben:

- die Wahrnehmung mit den eigenen Sinnen,
- die Empathie,
- die gemachten Erfahrungen,
- die Erziehung,
- das soziale Umfeld,
- das eigene Sicherheitsgefühl, Wohlbehagen, Gefühl von Geborgenheit,
- die Ernährung, Lebensweise, Beweglichkeit.

Möchte man jemandem vertrauen, geht es auch darum, Informationen über sich preiszugeben. Es besteht die Gefahr:

- verletzt zu werden, ins Lächerliche gezogen zu werden,
- der Missverständnisse,
- der Blamage,
- der Fehlinterpretation von Informationen,
- dass die Informationen gegen einen verwendet werden.

In der Behandlung, wie auch im wahren Leben, ist es für ein gutes Miteinander wichtig, dass Authentizität, Integrität, Loyalität in höchstmöglicher Form gelebt werden und der Gedanke der Fürsorge besteht.
Man selbst sollte authentisch und integer auftreten, gelassen sein, Ruhe bewahren, den Überblick behalten. Das fällt zwar schwer, wenn das Gegenüber sich in Ausreden verstrickt oder in Verteidigungsstrategien geht. Doch es ist die Grundlage für eine intuitive Entscheidung, ein mit allen Bewusstseinsformen abgewägter Beschluss, zu vertrauen oder nicht.

Sofern möglich, sollte man helfen zu lehren, wie man Entscheidungen treffen kann. Dabei darf nicht in den freien Willen eingegriffen werden. Es gilt nur zu zeigen, wie man gute Entscheidungen trifft. Nämlich durch:

- Detailarbeit,
- ausgebildetes Vertrauen,
- Strukturieren der Informationen,
- Schulung der Wahrnehmung durch die Sinne,
- durch das Wahrnehmen von Fremdeinflüssen,
- geschulten Selbstwert,
- unterstützende Ernährung,
- wertfreie Wahrnehmung.

Das Vertrauen kann durch kleinste Reize wieder zerstört werden. Kleinste oder größere Irritationen sind:

- Unsicherheiten,
- Missverständnisse,
- Fehlinterpretationen,
- Dinge, die das Trauma im Kleinsten wiederaufleben lassen und hervorholen,
- psychischer Druck von innen oder außen,
- Perfektionismus,

- Gruppenkollektive,
- Ängste, Bedenken.

Ein traumatisierter Mensch ist im wahrsten Sinne des Wortes ins Straucheln geraten. Stellt man sich dies bildlich vor, kann man leicht verstehen, dass er seinen Rhythmus verloren hat. Er ist gegangen, wurde über sein Trauma gestoßen oder er ist darüber gestolpert. Ist sein Halt weg, läuft er erst einmal ungleichmäßig weiter.
Das ist, was auch im Körper passiert. Jeder kennt es: Ein Schreck, der die Atmung verändert: „ Huch“, der Atem stockt, ein Schrei, der Atemzug wird stärker, lauter und setzt danach kurz aus. Wie auch immer wir uns äußern, es wird unseren Atemrhythmus verändern.

Um wieder in ein Gleichmaß zu kommen, eignen sich einfache Atemübungen:
Spazierengehen in der Natur, vorausgesetzt, Sie gehen in Ihrem Tempo und passen sich nicht einer Gruppe oder einem anderen Menschen mit anderem Tempo an. Ihr Wohlbefinden zeigt Ihnen Ihre optimale Geschwindigkeit an.

Fällt Ihnen Bewegung leicht? Bewegen Sie sich rhythmisch? Müssen Sie öfters stoppen? Oder denken Sie häufig darüber nach, aufzuhören oder abzukürzen?

Um den natürlichen Rhythmus zu fördern, gehen Sie hinaus in die Natur. Die Natur strahlt die natürlichen Gesetzmäßigkeiten aus. Sie wird Ihren Lebensrhythmus unterstützen. Sie bestimmt die Jahreszeiten, die Tag-Nacht-Abfolge, die natürlichen Prozesse von Wachstum und Entwicklung.

Dies können wir uns zunutze machen. Letztendlich sind wir ein natürliches Wesen, unsere Zellen richten sich nach unserer Umgebung aus. Nach den vier Elementen.

Während Sie spazieren gehen, können Sie sich folgende Verse mental oder laut sagen:

„Ich liebe,
ich glaube,
vertraue,
bin dankbar und mutig."

Es geht fast gar nicht anders, als diese Verse rhythmisch zu sagen.
Passen Sie den Rhythmus Ihren Schritten an.
Gehen Sie weiter und wiederholen Sie obige Worte immer und immer wieder.

Steigern Sie dies, wenn Sie wollen, indem Sie sich eine Melodie ausdenken.
Sie werden merken, dass das die Verse nochmals intensiviert.
Dabei beschäftigen Sie sich noch mehr mit den Worten.
Konzentrieren Sie sich auf eine Harmonie und bleiben Sie dabei gehend.
Finden Sie Ihr Tempo, Ihren Rhythmus, Ihre Tonlage und Ihren Klang. Experimentieren Sie.

Spüren Sie eine mentale oder körperliche Öffnung zu dem Gedanken „Vertrauen"? Verändert sich Ihre Körperhaltung?

Wie oft haben Sie sich gesagt: „Vertrauen kenne ich nicht, mache ich nicht mehr, ich wurde enttäuscht."

Nehmen Sie die Gelegenheit, das Wort „Vertrauen" und seine Bedeutung wieder zu spüren. Nicht nur im Kopf, nein, im Körper, in jeder Zelle, bis hin zu den Füßen.

Indem Sie Ihren Rhythmus wiederfinden, kommen Sie in Ihren Gang. Das Straucheln bekommt ein Ende. Auf eine sehr leichte und anmutige Art finden Sie einen natürlichen Halt.

Auch durch eine angemessene Ernährung haben Sie eine weitere Möglichkeit, wie Sie ihr Vertrauen beeinflussen können.
Unsere Ernährung beeinflusst unser Denken. „Du bist, was Du isst" ist nicht nur ein alter Spruch. Nein, er ist wissenschaftlich erwiesen. Es gibt immer mehr Studien, die bescheinigen, dass und wie sich unser Essen auf unseren Körper, unsere Emotionen, unser Verhalten und unsere Entscheidungen auswirkt.
So kann ein Übermaß an zucker- oder fetthaltiger Nahrung, Junkfood, Tiere wie Menschen aggressiv machen, sowie Urteile hinsichtlich Ungerechtigkeiten und Eigennutz beeinflussen. Die Emotionen werden ängstlicher und instabiler. Die kognitiven Fähigkeiten und das Gedächtnis lassen nach.
Es ist bekannt, dass Omega-3-Fettsäuren psychisch ausgleichend wirken und dass ein gestresster, übersäuerter Körper schlechter reagiert und auch langsamere Entscheidungen trifft. (Es ist am Ende eines Championsleague-Fußballspiels zu sehen: Die Reaktionszeiten sind reduziert, die Aggressionsschwelle ist deutlich erhöht.)

Wenn Sie mehr vertrauen können möchten, achten Sie auf eine ausgeglichene Ernährung, eventuell mit der Zusatzeinnahme von Vitaminen und Nahrungsergänzungsmitteln. Die Ernährungsweise mit viel Gemüse, Obst, gu-

ten Fetten und Kräutern hat sich in den Studien bewährt. Ihr verbessertes Gedächtnis, Ihre erweiterten kognitiven Fähigkeiten und Entscheidungen in Hinsicht eines Miteinanders danken es Ihnen.
Der Einfluss von Zucker ist mit der Macht einer Droge vergleichbar. Er macht süchtig. Ihre Darmbakterien verändern sich mit Ihrer Ernährung und fordern Sie auf, bei Ihrem Essverhalten zu verbleiben. Deshalb benötigen Sie auch hier Einsicht, Verständnis und Wille, um den Teufelskreis zu unterbrechen.

VERSÖHNUNG

„Meine Kinderjahre waren entsetzlich." „Ich hatte eine katastrophale Kindheit" oder auch: „Ich hatte keine normale Jugend." Diese und ähnliche Sätze begegnen mir häufig in meiner Praxis im Gespräch mit meinen Klienten. Ich habe sehr viele Geschichten über die Kindheit gehört, mehr Gewalterfahrungen, als ich mir je hätte vorstellen können. Prügel fast bis zum Tod, Eltern, die sich an die Gurgel gehen oder erstechen wollten. Selbstmord in der Familie oder sexueller Missbrauch. Es war so vieles dabei, was ich mir nie hätte ausdenken können und wollen.

Was ist eine „normale" Kindheit? Ich fragte einen meiner Klienten, was er sich unter einer solchen vorstellte. Gegenüber meiner Praxis ist ein Supermarkt. Wir überlegten uns, welche Kindheitsgeschichten die nächsten zehn, aus dem Markt herauskommenden Personen zu erzählen hätten. Wäre eine dabei gleich? Wahrscheinlich nicht.

Sicherlich gibt es schöne, behütete Kindheitserinnerungen, bisher habe ich in der Praxis nicht so viel davon gehört, über sie wird weniger gesprochen.

Durch dramatische Ereignisse können wir viel lernen. Meist mögen wir Dramen nicht, wir sehen sie weder als notwendig noch als akzeptabel an.

Es ist, wie es ist. Wir können unsere Vergangenheit nicht ändern. Und ein Lieblingsspruch von mir ist: „Es gehört dem die Höchststrafe, der andere Menschen verändern will." Natürlich meine ich das nicht bitterernst. Ich möchte aber individuell sein. Am liebsten hätte ich, dass die Individualität von uns allen akzeptiert und angestrebt wird. Eigenpersönlichkeit und ein Miteinander. Im Gegenzug lerne ich, alle anderen zu akzeptieren und zu tolerieren, wie sie sind. Das bedeutet nicht, dass ich ihre Meinung annehmen muss, ihr Verhalten für gut befinde. Es sagt aus, dass ich sie sein lasse. Ich werde ihnen keine Schuld

zuweisen. Vielleicht weise ich sie auf die Konsequenzen ihres Handelns hin, aber ich urteile deswegen nicht über sie.
Ebenso möchte ich nicht bewertet, gerichtet oder beurteilt werden. Das Recht, zu sein, wie man ist, bedeutet, dass man dem anderen auch die Erlaubnis gibt, so zu sein, wie er ist. Ob man es gut findet oder nicht.
So sehe ich es auch in den Geschichten meiner Klienten. Ich konzentriere mich nicht auf eine Suche nach Opfer, Täter oder Retter. Ich finde heraus, welche Geschichten zu welchen Reaktionen, Gefühlen, Konsequenzen, Werten und Glaubensmustern geführt haben.
Die meisten, die Eltern hatten, die sie in irgendeiner Form peinigten, können mir folgende Fragen erst nach gründlichem Nachdenken beantworten:

Was haben Sie von Ihrer Mutter erlernt?

....
....
....
....

Was haben Sie von Ihrem Vater mitbekommen?

....
....
....
....

Die Abneigung gegen eines oder beide Elternteile ist oftmals so groß, dass diese Frage nicht beantwortet werden will oder dass man keine Antwort geben kann. Schaut

man aber genauer hin, wird man feststellen, dass man sehr wohl etwas von seinen Eltern gelernt hat. Und nicht nur Schlechtes.
Körperpflege, Reinigung, Strategie, Ordnung, Kochen, Struktur, handwerkliches Geschick, Weitblick, Umsicht sind nur einige mögliche Antworten.
Interessant wird es aber auch, wenn man das ansieht, was man ablehnt:
„Er hat immer getrunken“, dann hat man geprüft, wie ein Trinker im Leben „zurechtkommt“. Man kann über Süchte sehr viel lernen: Kontrolle, Kontrollverlust, Hilflosigkeit, emotionales Kapitulieren. Dass man vorsichtig sein muss, eine Sensibilität erlernen kann, wie ist mein Vater, meine Mutter heute drauf…
„Sie haben sich jeden Tag gestritten“: Es ist schwierig für Kinder, zu entfliehen. Ohren kann man nicht verschließen, und auch die Spannung im Haus kann für Kinder unerträglich sein. Sie sind verunsichert und mussten oftmals selbstständig einen Weg finden, damit umzugehen. Sich ihren Ängsten stellen. Sich zum Beispiel der Furcht stellen, dass sich die Eltern etwas antun oder sich trennen könnten.
„Er war nie zu Hause, das habe ich verabscheut“. „Ich habe ihn gehasst“. Die Ablehnung, das Gefühl von Hass nehmen Kinder oft wahr. Auch ich habe meinen Vater eine Zeitlang gehasst, weil er, in meinen Augen, zu wenig zuhause war. Doch ich war sehr verwirrt, dass ich meinen Vater hasste, ich hatte als Tochter doch die Aufgabe, ihn zu lieben. Bei Anouk Claes lernte ich: „Wer hasst, bedeutet, er/sie mag die Situation so nicht.“ Damit konnte ich eine Zeitlang meine Schuldgefühle, meinem Vater gegenüber, loslassen.
Ich kam damals gar nicht auf die Idee zu sagen: „Papi, ich brauche Dich. Wir brauchen Dich.“ Wer weiß, ob es etwas geändert hätte? Ich habe dadurch Verständnis gelernt.

Wurde selbstständiger, aufmerksamer, verantwortungsvoller, ich habe gelernt, kleinere Momente zu schätzen. Es geht darum, seine Geschichte noch einmal anzuschauen. Was haben Sie von Ihren Eltern gelernt? Schauen Sie über den Tellerrand. Gehen Sie raus aus jeglicher Form von Bewertung, Be- oder Verurteilung. Betrachten Sie die schönen und unschönen Erfahrungen noch einmal.

Lernten Sie....

- zu sprechen?
- zu krabbeln, zu laufen?
- wie man mit Messer und Gabel hantiert?
- Haben Sie gelernt, was Ihnen gut tut?
- Hatten Sie viel freie Zeit alleine und wurden Sie dadurch selbständig?
- Oder mussten Sie viel mithelfen und bekamen dadurch handwerkliches Geschick oder vielleicht einen Einblick in Ihre spätere Berufung?
- Wurde Ihnen ein Limit gesetzt?
- Durften Sie Ihre eigenen Grenzen ausprobieren?
- Lernten Sie, dass auch mal etwas ungesagt sein darf?
- Haben Sie gelernt, selbstständig für sich zu sorgen?
- Inwieweit lernten Sie, Lebensziele zu träumen?
- ...oder Träume, Wünsche, Bedürfnisse umzusetzen?
- ...oder darum zu kämpfen?
- Haben Sie sich beschützt gefühlt?
- ...oder den Wunsch nach einer Weitergabe von Fürsorge und Geborgenheit?
- Kennen Sie Liebe oder die Sehnsucht nach derselben?
- Konnten Sie schon erleben, dass Ihre Wunden heilen können und Sie neue Wege dadurch gehen konnten?

* Wissen Sie heute, dass Ihre Verletzungen heilen können?
* Können Sie sich verteidigen?
* Inwieweit haben Sie soziales Netzwerken gelernt? Durch Ihre Eltern, durch Ihre Familie, durch Ihre Freunde?
* In welchen Bereichen oder Abschnitten können Sie Ihr Leben genießen?

Was möchten Sie heute noch dazu lernen?

Eltern sind Teile von uns, wir können sie nicht ändern oder austauschen. Um die eigene Mitte zu erforschen, akzeptieren Sie Ihre Wurzeln. Nehmen Sie sie an, verbinden Sie sich mit Ihrer Ahnenkette, Ihren Vorfahren.

Kinder, die um Liebe buhlen. Menschen, die funktionieren, weil sie entsprechend konditioniert sind. Personen, die höher, schneller oder erfolgreicher sein wollen, um eine Wertschätzung zu erfahren oder eine Anerkennung zu bekommen.
Sind das Menschen, die uneingeschränkte Liebe leben wollen und auch geben wollen? Oder sind das Menschen, die heute noch im Bewussten oder Unbewussten einen Mangel erleben, weil etwas scheinbar nicht erfüllt wurde?
Ein Klient kam zu mir nach vielen Jahren Psychotherapie, Körpertherapie, Psychoanalyse und Selbsthilfekursen. Er hatte ein narzisstisches Elternteil und sehr viel Respekt und Angst gegenüber diesem entwickelt. Seine Überlebensstrategie lautete: Ich mache alles dafür, dass Du mich liebst und mir Geborgenheit gibst. Gleichzeitig aber konnte er die Liebe des Elternteils nicht annehmen. Er hatte dann das Gefühl, eingefangen zu werden, festgehalten und erdrückt zu werden. Jahre, nachdem dieser Elternteil gestorben war, erlangte er die Fähigkeit zurück,

uneingeschränkte Liebe zu spüren und weiterzugeben. Vergangenheit sein zu lassen und eigene Ungereimtheiten zu erkennen und zuzugeben. Es konnten sich neue Perspektiven eröffnen. In einer Sitzung sprudelte es aus ihm heraus: „Ich will von meinem Elternteil beschützt werden. Ich will beschützt werden, ich will deinen Segen, ich will geliebt werden, ich brauche ein Rückgrat, eine Verbindung zu meiner Ahnenkette. Ich will nicht an dem Gefühl festhalten, abgelehnt zu sein oder festgehalten zu werden. Mein Lebensbaum will weiter wachsen. Die Wurzeln sind die Ahnen, die Früchte und Blätter, was ich aus meinem Leben mache."

Viele Menschen sind unfähig, auf ihr Lebenswerk stolz zu sein. Krieg, Streit, Untreue, all das sind Themen, die diese Personen daran hindern, das zu sehen, was sie in ihrem Leben erschaffen haben. Man könnte sie umgarnen, prügeln, ihnen Geld geben. Sie können es nicht wahrnehmen. Sie haben nicht erfahren, etwas richtig gemacht zu haben oder sie lehnen sich oder ihre Taten in einer Verallgemeinerung, einer Generalisierung selbst ab. Das könnten Scham- und Schuldgefühle verursachen sowie auch ein überzogener Anspruch durch nicht erfüllte Geborgenheit.

Ich selbst habe abgestritten, um Liebe zu kämpfen. Ich wollte sie nicht von meinen Eltern. So dachte ich. In Wirklichkeit war meine Erfolgsstrategie, diesem Schmerz der Trennung aus dem Weg zu gehen. Keine Liebe zu erleben und sie auch nicht zu wollen, schien mir erträglicher, als die scheinbar unerfüllte Geborgenheit zu spüren. Es ist absolut nicht so, dass ich diese nicht bekommen hätte. Ich wuchs behütet auf, mit viel Liebe, Fürsorge und auch Anerkennung. In manchen Dingen tickte ich aber ein wenig anders und ich wollte mich nicht konditionieren lassen. Ich wurde zur Selbstständigkeit erzogen und hatte die Freiheit, viele Lebensmöglichkeiten und Sportarten auszuprobieren. Mir wurde viel beigebracht. Ich wurde um-

sorgt, wenn ich mich verletzte. Ich bekam ein offenes Ohr, wenn ich reden wollte. Ebenso auch Unterstützung bei Streitigkeiten und Hausaufgaben. Doch vieles wollte ich für mich bestimmen. Durch den Verzicht auf Unterstützung bestärkte ich meine kämpferische, starke Seite. Ich konnte mich selbst beschützen. Ich brauchte in meinen Augen keinen Schutz mehr, keinen Segen. Ich fand mich schon groß und stark. Wenn ich etwas nicht so konnte, wie ich es wollte, scheiterte ich nicht nur am Projekt, sondern auch an meinem Stolz, meiner Scham und meiner Unfähigkeit, um Hilfe zu bitten. Ich zog mich zurück. Ich ließ kaum mehr jemanden an mich heran, merkte es aber selber nicht. Im Gegenteil, ich hatte Sehnsucht nach einem Gefühl der Geborgenheit, des Miteinanders und dem Gefühl, unterstützt zu werden. Ich entwickelte Eifersucht und kompensierte meine Erfahrungen mit Musik.
Ich hatte mich von meinen Wurzeln entfernt. Bin einen langen Weg gegangen, bis ich den Segen meiner Eltern wieder annehmen konnte. Bedingungsloser Schutz der vorangegangenen Generationen. Das Band der Liebe, das uns stützt und trägt. Das Wissen und die Weisheit, die durch alle Generationen weitergegeben werden, um schneller in der Entwicklung und dem Wachstum vorwärtszukommen.
Versöhnung empfinde ich als Prozess, als Einsicht, nicht stark sein zu müssen, nicht immer recht haben zu müssen. Mut und Selbstreflexion, die Geschichte mit Abstand zu betrachten, zeigen die verborgenen Wünsche und Bedürfnisse. In den Frieden zu kommen mit sich selbst hilft, die Situation besser zu verstehen, und löst den ein oder anderen Streit auf ganz magische Art und Weise.
Es gibt immer einen richtigen Zeitpunkt. Es ist so, wie wenn man alle Puzzlestücke braucht, ehe sich das Bild zusammenfügt. Wenn man sie hat, ist es nicht mehr notwendig, dass der andere sich verändert.

Ein weiteres Beispiel aus meiner Praxis:
Meine Klientin wurde in der Kindheit viel von der Mutter geschlagen. Dennoch half sie ihrer Mutter bei jeder Gelegenheit bis ins hohe Alter. Ihre Bekannten empfahlen ihr, ihre Mutter nicht mehr zu besuchen, weil diese sie demütigte und sie jedes Mal etwas verstört nach Hause kam. „Aber es ist doch meine Mutter", sagte sie sich und ging ein ums andere Mal wieder hin. Ich verstand sie. Doch fragte ich sie auch, ob sie sich in der Begegnung mit ihrer Mutter frei fühlte. Sie überlegte und antwortete: „Nein, eigentlich nicht. Ich erwartete immer, dass da etwas kommen würde, das mich verletzen könnte. Etwas Ungehaltenes oder eine verbale Attacke. Später war sie nicht mehr gut bei Kraft. Aber ihre Worte konnten gezielt verletzend sein."
Ich fragte sie weiter, ob sie es als kontrollierte Begegnung empfand. „Nein", antwortete sie, „ich beobachtete nur. Aber wahrscheinlich könnte man es so nennen, schließlich achtete ich auf alles, was kam und was sie tat." Wir redeten eine Weile, schwiegen, ließen uns Zeit, den Fall zu bearbeiten.
Mir fiel ein, dass sie ja auch Mutter war, also fragte ich weiter: „Wenn Ihre Tochter sich Ihnen gegenüber so kontrolliert verhalten würde, wie Sie sich damals gegenüber Ihrer Mutter verhielten, fänden Sie das gut?"
Erstaunt sah sie mich an: „Das tut sie, doch sie kontrolliert alles, was ich mache. Wie ich mich bewege, wie ich zu meiner Enkelin gehe. Sie lässt mich nicht aus den Augen. Ich darf gar nicht zu meiner Enkelin." „Und wie ist das für Sie?", fragte ich mich rückversichernd. „Es ist schrecklich", antwortete sie prompt.
Wir philosophierten, dass ihre Beobachtungen, die sie bei den Besuchen ihrer Mutter einsetzte, eine Schutz- oder Verteidigungsstrategie sein könnten. Wir überlegten, ob sie überhaupt in der Lage gewesen wäre, etwas Gutes von ihrer Mutter zu erwarten. Oder ob sie ihre Mutter um

etwas hätte bitten können. Bis hin zu dieser Frage: „Wenn ihre Mutter sie gerne mit Glück, Segen oder Geborgenheit beschenkt hätte: Sofern sie es hätte können oder wollen, hätten sie dies annehmen können?"
Es war uns klar, dass es um sehr unbewusste Anteile ging, die eventuell noch in der alten Angst vor der Mutter festsaßen und sich gegen alles, was von ihr gekommen wäre, gewehrt hätten. Die Klientin ließ den Gedanken auf sich wirken, wie es wohl wäre, wenn ihre Mutter gerne eine liebevolle Verbindung aufnehmen würde. Da die Mutter mittlerweile schon gestorben war und wir es nicht nachprüfen konnten, ob sie immer noch so gewalttätig ist, öffnete sie sich und gab ihrer Mutter eine zweite Chance. Sollte sie ihr in irgendeiner Form einmal begegnen, würde sie versuchen, nicht so kontrolliert oder feindselig zu wirken. Die Klientin öffnete sich und wollte ihre Mutter neu kennenlernen. Vielleicht hatte sie sich in der Zwischenzeit geändert.
Je mehr sie ihres unbewussten Verteidigungsmusters gegenüber ihrer Mutter gewahr wurde, je mehr sie einem Miteinander mit ihrer Mutter zustimmte, desto geschmeidiger wurden ihre Bewegungen. Eine Starre verließ ihren Körper. Einige Wochen später erzählte sie mir, dass sich das Verhältnis zwischen ihr und ihrer Tochter verändert hatte. Insofern, dass sie ein fast freundschaftliches Miteinander gefunden hätten und sie ihre Enkelin jetzt öfters sah und auch begleiten durfte. Ihre Bewegungen waren geschmeidig, ihr Alltag abwechslungsreicher. Manches Mal verfiel sie noch in eine depressive Verstimmung, das Lachen kam nicht so oft durch, wie sie es gerne hätte. Aber ihre Grundstimmung insgesamt hatte sich verändert. Sie spürte einen Hauch von Abenteuerlust in sich. Mit ihrer Enkelin spielte sie nun oft am Spielplatz. Sie hatte ihre unbewusste, generalisierte Angst, verletzt, eingenommen oder gefangen genommen zu werden von ihrer Mutter, abgelegt. Auch die Angst, etwas anzunehmen und dafür

eine Verbindung einzugehen, hatte sich gelöst. Heute kann sie den Segen ihrer Mutter wertschätzen. Sie hat die Verbindung zu ihren Ahnen, zu ihrer Ahnenkette wieder aufgenommen. Sie kann dadurch von der Weisheit ihrer Vorfahren profitieren. Sie fühlt sich seither unterstützter und beweglicher.

Eine weitere Klientin erzählte mir: „ Wenn mich meine Mutter braucht, bin ich für sie da. Ich will aber nicht lange bei ihr sein. Fühle mich eingeengt von Ihr, als ob sie mich einnehmen würde. Nur wenig Kontakt mit ihr reicht mir völlig."
Ich fragte sie: „Wie wäre es, wenn du gar keinen Kontakt mit deiner Mutter hättest?" Zuerst strahlte sie bei dem Gedanken. Doch nur Bruchteile einer Sekunde später sagte sie: „Ne, das will ich auch nicht. Sie nervt mich, engt mich ein, aber gar kein Kontakt? Das ist auch nichts." Auch hier schien es um ein kontrolliertes Miteinander zu gehen. „Ich gehe zu der Mutter, wenn sie mich braucht. Ich bin für sie da. Nein, ich will keine Hilfe von ihr. Wobei sollte sie mir auch helfen können?" Was wäre, wenn sie keinen Kontakt mehr möchte? (Aus welchen Gründen auch immer.) „Das wäre nicht schön", antwortete sie.

Stellen Sie sich vor, ein Elternteil würde den Kontakt mit Ihnen abbrechen wollen. Was würden Sie vermissen? Was möchten Sie vorher noch besprechen, erledigen oder kommunizieren? Warum haben Sie es bisher nicht getan? Was hindert Sie?

Wenn Ihr Elternteil schon gestorben ist: Was vermissen Sie, was möchten Sie noch sagen? Sagen Sie es in den Raum, achten Sie auch darauf, ob es in irgendeiner Form eine Antwort gibt. Öffnen Sie sich für eine Rückantwort. Das kann ein Lufthauch oder eine Temperaturänderung

im Raum sein, Worte, die Ihnen in den Sinn kommen, oder Bilder. Vielleicht auch nichts.
Meinen Sie, dass Verstorbene keine Entwicklung mehr machen können? Ich finde, alles verändert sich. Schaut man auf den Kompost, hat man ein Sinnbild für den Lebensweg. Am Ende zersetzt sich der Körper, aber aus irgendeinem Grund wächst ein scheinbar nicht gepflanzter Kürbis, eine Kartoffel oder ein Vergissmeinnicht auf der neuen Erde. Verändern wir uns wirklich auch noch, wenn wir verstorben sind? Vielleicht ändern wir unsere Sichtweise, Meinung oder unseren Charakter. Werden wir freier? Es darf Ihre Vorstellung sein, was nach dem Leben passiert.
Ich erlebte, dass sich Menschen kurz vor dem Sterbeprozess und in der Abschiedsphase massiv verändert haben. Masken fielen ab, Wahrheiten wurden gesprochen. Manches Mal auch nicht. Die meisten Verstorbenen, die ich gesehen hatte, hatten einen zufriedenen Gesichtsausdruck. Ich hoffe, dass sie ihren Frieden gefunden haben und wir auch friedlich mit den Gestorbenen umgehen.

Sich von den Eltern wieder etwas geben zu lassen, sei es Unterstützung, Segen oder Beistand, ist etwas Natürliches. Wir sind zwar sehr stolz, vieles selbstständig erreicht zu haben, das muss aber nicht bedeuten, dass wir unsere Elternteile nicht mehr brauchen oder sehen möchten. Einen liebevollen Umgang, eine sanftere Beziehung, eine gegenseitige Kommunikation, untereinander in Fürsorge zu sein, gibt uns einen beweglicheren Körper.
All diese Fragen und Gedanken zum Beispiel: „Was habe ich von meinen Eltern gelernt?“ lassen sich auch auf alle „heutigen“ Personen übertragen. Vom Chef oder Kollegen bis hin zum Partner. Dadurch können wir viel über uns selbst lernen.
Wo fühlen Sie sich wohl? Tragen Sie noch „imaginäre Waffen“ oder Verteidigungsmuster in sich? Kann eine Un-

sicherheit mit Ihren Kollegen aus einer Kindheitsgeschichte oder Familiengeschichte rühren? Schützen Sie sich heimlich? Wie gehen Sie mit Scham und Schuldgefühlen gegenüber Freunden, Kunden oder Fremden um?
Entdecken Sie an sich Verhaltensmuster von einem Ihrer Elternteile? Haben Sie ererbte Krankheiten?
Schauen Sie nach. Lassen Sie sich auf eine Reise ein durch Ihre Ahnenkette. Was haben sie von Ihren vorherigen Familiengenerationen mitgenommen und gelernt?

Halten Sie sich bitte nicht für schlecht, weil Sie sich Ihren Eltern oder anderen Personen gegenüber unvorteilhaft benommen haben. Sie vielleicht weniger wertgeschätzt haben, als Sie es jetzt möchten.
„Meine Fehler machen mich vollkommen.“ Als ich diesen Satz zum ersten Mal hörte, fühlte ich mich wohlig und stimmig. Fehler geben mir Erklärungen, sie lassen mich tiefer erfahren. Vielleicht sind Fehler nicht Mängel im eigentlichen Sinne, sondern Weichen, die unser Leben in eine andere Richtung lenken, Schaltstellen. Durch Irrtümer und Pannen werden wir auf etwas aufmerksamer, überdenken etwas, bringen etwas in eine funktionellere Ordnung. Wir machen uns die Situation bewusster und entscheiden erneut, wie wir leben möchten. Vertuschen wir unsere Fehler oder laden wir uns übermäßig Schuld am Geschehenen auf, werden wir von ihnen abgelenkt. Stehen wir zu unseren Mängeln und lassen wir auch andere ihr Manko haben, können wir damit umgehen. Bestrafen wir uns für unsere Fehler, hängen wir in einer krankmachenden Endlosschleife.
Es ist leichter, eine Richtung zu verändern, ein Training neu zu beginnen, etwas von vorn anzufangen, wenn wir uns eingestehen, etwas falsch machen zu dürfen.

GLAUBENSSÄTZE

„Ich habe nie Glück." „Ich bin ein Pechvogel." „Ich bin doof." „Wir sind arm." „Meine Mutter war immer gewalttätig." „Mein Vater war immer jähzornig."
„Ich habe mich nie wehren können." „Ich habe mich immer erniedrigt gefühlt."
„Ich habe mich immer zurückgezogen." „Ich war schon immer das Opfer." „Ich war immer Opfer von Gewaltverbrechen." Was ist Ihre Geschichte?

Schreiben Sie Ihre Begebenheiten auf:

....

....

....

....

....

....

....

....

....

....

....

....

....

....

....

....

....

....

Nun lesen Sie Ihre Begebenheit noch einmal durch. Aus welcher Ansicht erzählen Sie Ihre Geschichte? Aus der Perspektive einer 3. Person? Aus Ihrer Sichtweise heraus? Aus dem Blickwinkel eines Täters oder von Beteiligten?
Machen Sie Anschuldigungen in Ihrer Geschichte? Anklagen oder Beschuldigungen? Schuldzuweisungen, Bewertungen, Einteilungen in richtig oder falsch? Das darf man, oder das darf man nicht? Be- oder verurteilen Sie sich oder jemanden anderen in Ihrer Erzählung?

Achten Sie darauf, ob Sie jemanden abstempeln in: „Der war immer so". Oder eine Situation generalisieren: „Das war jedes Mal so."

Achten Sie auf Details und fragen Sie sich: „Stimmen alle Einzelheiten, die Sie aufgeschrieben haben?" Kann man davon ausgehen, dass es Situationen gibt, die wirklich immer gleich ablaufen? Menschen, die jederzeit den gleichen Verhaltenskodex aufweisen? Die immerfort ins Unglück fallen? Ist das so? 24 Stunden Tag und Nacht, 7 Tage die Woche? Denken Sie daran, jede Person schläft auch mal, jeder Mensch hat Stimmungsschwankungen, die Umgebung ist allzeit wieder eine andere. Selten ist es so, dass es wirklich immer gleich abläuft.
Fühlen Sie sich heute auch noch so wie in der Geschichte? Haben Sie Abstand zum Geschehenen gewonnen? Ist Ihnen klar, dass Ihre Geschichte vergangen ist? Sie diese überlebt haben? Aus der Geschichte, so schrecklich sie auch sei, Gewinn gezogen haben?

Zur Vereinfachung sagen wir oftmals, das war zu jeder Zeit so, die Person ist immer gleich. Das ist eine Verallgemeinerung oder Generalisierung. Daraus entstehen Glaubenssätze. Das sind Thesen, die wir als immer geltende Wahrheit empfinden. Wir gehen nicht mehr in die

Details einer Person oder Situation. Dadurch erschaffen wir halbe Wahrheiten und denken, so ist es gewesen und wird auch immer sein.
Was daraus entsteht, ist eine Vorstellung der Zukunft. Wenn es so immer war, bleibt es und ändert sich auch nicht mehr. Aber jeder Mensch befindet sich im Wandel der Evolution und hat das Recht, sich zu verändern. Denken oder glauben wir aber, dass es immer so ist und sein wird, entsteht ein morphisches Feld. Eine Art Wolke. Diese Wolke verbindet sich mit anderen „ähnlichen" Feldern. Ein Kollektiv entsteht, und auch selbsterfüllende Prophezeiungen.

In der Schule wurde ein Test gemacht: Ein Schüler musste bei zwei Lehrern eine Arbeit schreiben. Dem einen Lehrer wurde erzählt, der Schüler sei meisterhaft, strebsam, intelligent. Dem andern Lehrer wurde gesagt, der Schüler sei ein Taugenichts, er wäre faul, hätte viele Flüchtigkeitsfehler und wäre auch sonst mittelmäßig bis schlecht. Der gleiche Schüler schrieb eine gute und eine schlechte Note. Raten Sie, bei welchem Lehrer er die bessere Note erhielt. Ja, beim ersten, bei dem, der meinte, der Schüler sei ein Meister seines Fachs.

Betrachten Sie die Zeichnung. Zu welcher Seite fühlen Sie sich hingezogen?

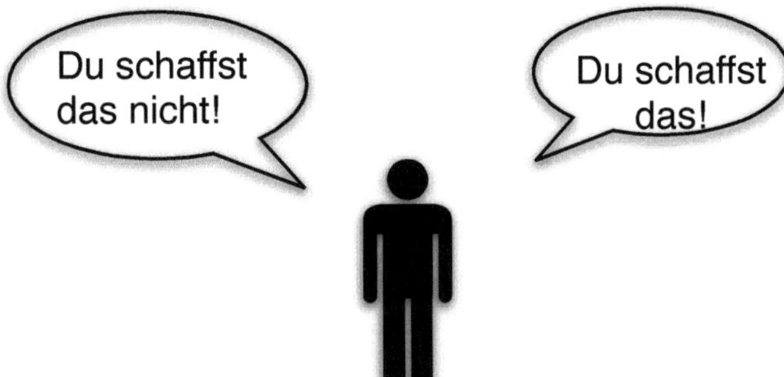

Warum? Was empfinden Sie? Schreiben Sie es sich auf:

....

....

....

....

....

....

....

Kennen Sie eine solche Situation aus Ihrer Vergangenheit oder Gegenwart?
Möchten Sie diese Geschichte aufschreiben?

....

....

....

....

....

....

....

Was fällt Ihnen dieses Mal beim Erzählen Ihrer Geschichte auf?

....

....

....

....

....

....

....

Wenn Sie möchten, lassen Sie einen Freund oder Menschen Ihres Vertrauens Ihre Geschichten lesen. Oftmals fällt anderen noch ein weiterer Betrachtungswinkel in Ihrer Erzählung auf. Etwas, was Ihnen gar nicht wichtig vorkommt oder in Ihrem Sprachgebrauch schon so verankert ist, dass es für Sie nicht mehr auffällig wirkt. Auch das laute Lesen Ihrer Geschichte kann Ihnen Aufschlüsse über „Stolperfallen“ oder emotionale Verstrickungen geben. Bewerten Sie es nicht, aber achten Sie darauf, was Ihnen schwerfällt.

Finden Sie in Ihrer Geschichte eine Sehnsucht nach etwas Bestimmten?
Verlangen nach Sicherheit, Hilfe, Unterstützung, Geborgenheit, Geld, Vergnügen, Berührung oder Abstand? Ist Ihnen dieser Mangel in Ihrem Leben bewusst, respektive bewusst gewesen?

Glaubenssätze sind für uns Lebensregeln, die aus der Erfahrung, Erziehung oder durch kollektives (Schein-) Wissen entstehen. Sie schätzen für uns den Verlauf einer Situation oder eine Person ein.

Anbei eine kleine Auswahl an Glaubenssätzen. Denken Sie an 3 Zahlen zwischen 1 und 220 und schreiben Sie diese auf. Wenn Sie ein Testverfahren beherrschen, können Sie auch drei Zahlen zwischen 1-220 kinesiologisch austesten oder auspendeln. Suchen Sie die entsprechenden Ziffern aus der nachfolgenden Tabelle heraus. Lassen Sie diese Glaubenssätze auf sich wirken. Setzen Sie sich bequem oder legen Sie sich hin. Natürlich geht dies auch im Stehen. Lassen Sie sich nicht ablenken. Atmen Sie ein und aus. Laden Sie Ihr ganzes Selbst ein, alles, was Sie ausmacht, sich auf diesen Satz einzulassen. Machen Sie das für ca. 1 Minute.

Oftmals erleben wir eine unbewusste Uneinigkeit. In der Regel ist diese verursacht durch innere Meinungsverschiedenheiten. Diese Konflikte lösen in uns eine Art Starre aus. Sie machen uns unbeweglich. Da die Meinungsverschiedenheit in der Vergangenheit nicht gelöst werden konnte, legen wir sie unberührt beiseite. Bewegung aber wirbelt Staub auf, so dass der Konflikt zum Vorschein kommen kann. Die Bewegung über die Ein- und Ausatmung im Zusammenhang mit dem Gedanken an den Glaubenssatz bewirkt, dass der Konflikt in eine andere Schwingung geführt wird. Er nimmt Fahrt auf. Etwas wird bewegt, es findet eine Neuordnung statt. Oftmals schon eine Entscheidung, ob dieser Glaubenssatz stimmig für einen selbst ist oder nicht. Alleine die Fokussierung und die Atmung können eine Lösung des Konflikts bewirken.
Es kann sein, dass Gefühle hochkommen, sich ein mulmiges oder aber auch schönes Körpergefühl einstellt. Ich habe noch nie erlebt, dass der Körper mehr angezeigt hat als meine Klienten vertragen konnten. Seien Sie neugierig und zuversichtlich was passiert. Nutzen Sie Ihre Sinne, um verborgene Konflikte aufzuspüren.

Sie können dies auch mit einem Freund oder Partner machen. Sie denken an diesen Satz und eine andere Person darf die Veränderung, die dieser Satz bei Ihnen bewirkt, spüren.
Ein Beispiel:
Person A und Person B stehen oder sitzen sich gegenüber.
Beide halten kurz inne, bis sie sich bereit fühlen. Person A sagt: „Ich beginne jetzt.“ In diesem Moment denkt Person A an seinen Glaubenssatz „Ich schaffe das.“ Person B fühlt, ob sich die Ausstrahlung der Person A verändert und fasst dies in Worte für sich zusammen. Nach einer Minute wird die Erfahrung besprochen. Bitte bleiben Sie wertungsfrei. Es gibt für mich keine guten oder schlechten

Gefühle. Es sind Hinweise, in welche Richtung man weiterdenken darf. Ob dieser Glaubenssatz bei Person A integriert ist oder ob sie sich weiter mit ihm beschäftigen sollte. Die Frage ist: Wie bestimmt dieser Glaubenssatz ihr Leben? Und ist er für Sie richtig? Haben Sie ihn vollständig integriert? Oder ist es ein Glaubenssatz, von dem Sie Abstand nehmen wollen? Entscheiden Sie sich nach dieser Übung bewusst für oder gegen diesen Glaubenssatz. Bitte gehen Sie ins Detail. Die Konsequenz Ihres Glaubens tragen Sie.

Ein Beispiel:
Eine Klientin hatte den Glaubenssatz:
„Da, wo ich krank geworden bin, werde ich nicht gesund."
Sie hatte ein schweres Trauma erlitten. Nach Umzug in eine andere Stadt ging es ihr besser. Das hatte sie bestätigt, dass dieser Glaubenssatz stimmt.
Für mich aber klang er nicht lebenswert. Verstauche ich heute meinen Fuß, oder verletzt mich jemand emotional, müsste ich infolgedessen den Ort wechseln, um meine Wunden zu heilen. Die Frage ist: Wie weit muss ich weggehen, um gesund zu werden? Wie lange muss ich wegbleiben? Was passiert, wenn ich an den Ort der Verletzung zurückkomme? Werde ich dann wieder krank?
Meiner Meinung nach wählt man lieber den Glaubenssatz: „Ich kann an jedem Ort gesund werden."

Wenn Glaubenssätze unsere Lebensregeln sind, bedenken Sie die Konsequenz Ihres Glaubens. Sie werden bewusst oder unbewusst Ihr Handeln nach Ihren Lebensregeln richten.

Eine Auswahl an Glaubenssätzen:

1 Ich bin schwach.

2 Ich muss stark sein.

3 Alle sind blöd.

4 Ich schaffe das nicht.

5 Ich bin nur attraktiv, wenn ich abnehme.

6 Ich werde immer unattraktiv sein.

7 Ich bin zu dick.

8 Ich bin nicht anziehend.

9 Ich kann mich nicht anpassen.

10 Ich glaube an mich.

111 Keiner hilft mir.

112 Helfe ich mir selbst, dann hilft mir Gott.

113 Ich bin selbstsüchtig.

114 Ich bin zu doof.

115 Ich bin sexy.

116 Gefühle zeigen ist gefährlich.

117 Wenn ich meine Gefühle zeige, werde ich ausgelacht.

118 Im Leben bekommt man nichts geschenkt.

119 Ohne Fleiß keinen Preis.

120 Man muss immer in Vorleistung gehen.

11 Ich liebe mich, auch wenn ich Fehler mache.

12 Ich liebe mich.

13 Ich achte auf meinen Körper.

14 Ich bin, was ich esse.

15 Meine Gefühle können mir gestohlen bleiben.

16 Mit mir kann man Pferde stehlen.

17 Alle sind besser als ich.

18 Ich werde nur gesund an Orten, wo ich nicht krank geworden bin.

19 Mein Trauma heilt zuhause nicht aus.

20 Ich werde nie wieder gesund.

121 Das Geld fällt immer auf den großen Haufen.

122 Ich bin arm.

123 Das wird nie was.

124 Ich bin zu dumm.

125 Das werde ich nie lernen.

126 Lieber arm und glücklich als reich und krank.

127 Macht wird immer missbraucht.

128 Wer Macht hat, hat auch Geld.

129 Ich weiß alles.

130 Ich habe keinen Platz in dieser Welt.

21 Ich werde im Rollstuhl landen.

22 Ich werde immer belogen.

23 Die Welt ist ungerecht.

24 Ich lebe im Mangel.

25 Ich lebe in der Fülle.

26 Ich mache mir immer Sorgen.

27 Ich muss andere beschützen.

28 Ich fühle mich stark und gut.

29 Ich bin selbstbewusst.

30 Ich muss es allen recht machen.

31 Ich muss schneller sein.

32 Ich bin ein Pechvogel.

131 Ich bin immer pünktlich.

132 Ich darf Fehler machen.

133 Ich muss die Zähne zusammenbeißen.

134 Ich muss durchhalten.

135 Ich bin nicht gut genug.

136 Keiner liebt mich.

137 Im Leben muss man sich durchbeißen.

138 Ich brauche Sicherheit.

139 Ich gehöre nicht dazu.

140 Ich bin nicht gewollt.

141 Ich werde nie darüber wegkommen.

142 Ich bin unheilbar krank.

33 Ich habe nie Glück.

34 Ich bin glücklich.

35 Glück muss man sich verdienen.

36 Ich habe Angst.

37 Ich traue mir nichts zu.

38 Ich verdiene keine Liebe.

39 Niemand hört mir zu.

40 Ich verdiene keine Aufmerksamkeit.

41 Ich kann mich nie entscheiden.

42 Ich verdiene es nicht.

43 Ich kann nicht „nein“ sagen.

44 Ich habe keine Liebe bekommen.

143 Ich bin alleine.

144 Konflikte sollte man vermeiden.

145 Männer sind gewalttätig.

146 Frauen sind anziehend.

147 Das Leben ist ein Kampf.

148 Das Leben ist kein Ponyhof.

149 Männer sind untreu.

150 Frauen spielen mit Männern.

151 Ich habe nichts zu sagen.

152 Ich muss gut aussehen.

153 Ich muss immer gestylt sein.

154 Ich muss unbedingt abnehmen.

45 Ich kann nicht singen.

46 Ich habe kein Selbstvertrauen.

47 Ich verdiene kein Lob.

48 Nichts ist für mich gut genug.

49 Ich bin für keinen gut genug.

50 Ich kann nicht gesund werden.

51 Ich werde das nie verstehen.

52 Erst wenn ich meine Ausbildungen fertig habe, werde ich erfolgreich sein.

53 Ich habe eine intakte Familie.

155 Nur wenn ich abnehme, werde ich gesehen.

156 Ich muss immer perfekt sein.

157 Ich muss mich immer unterordnen.

158 Ich bekomme nie eine Chance.

159 Ich werde nie darüber hinweg kommen.

160 Er/ Sie wird mir immer fehlen.

161 Männer dürfen nicht weinen.

162 Frauen müssen Highheels tragen.

163 Hinter einem starken Mann steht eine starke Frau.

54 Meine Kindheit war schlimm.

55 Ich hatte keine normale Kindheit.

56 Geduld ist eine Tugend.

57 Das ist vergebene Liebesmüh.

58 Wenn Du unten liegst, geht es nur noch bergauf.

59 Wenn ich nicht geschminkt bin, werde ich nicht gesehen.

60 Geld zerrinnt mir zwischen den Fingern.

61 Ich bin nicht willkommen.

62 Meine Beschwerden sind unheilbar.

164 Ich kann alleine nicht glücklich sein.

165 Ich bekomme keine Luft.

166 Ich bin geduldig.

167 Hochmut kommt vor dem Fall.

168 Wenn ich mein Idealgewicht habe, bin ich glücklich.

169 Das habe ich nicht verdient.

170 Ich werde nie reich sein.

171 Ich werde nur geduldet.

172 Es wird dafür nie eine Lösung geben.

63 Eines Tages wird ein Wunder geschehen.

64 Morgen sieht alles anders aus.

65 Geld macht nicht glücklich.

66 Ich verdiene es, geliebt zu werden.

67 Ich kann mich entpuppen wie eine Raupe.

68 Angriff ist die beste Verteidigung.

69 Ich bin dafür zu alt.

70 Ich brauche die Hilfe der anderen nicht.

71 Ich bin unabhängig.

173 Für alles gibt es eine Lösung.

174 Der Tag wird kommen, an dem mir das gelingt.

175 Ich bin wertvoll.

176 Wenn man Erwartungen hat, wird man enttäuscht.

177 Ich brauche Schutz.

178 Ich brauche einen männlichen Begleiter.

179 Ich bin zu dick.

180 Ich bin zu dünn.

181 Ich bin gerade richtig.

72 Ich weiß nicht, was ich will.

73 Geld liegt (nicht) auf der Straße.

74 Die Sonne ist gefährlich.

75 Mein Immunsystem ist nicht gut genug.

76 Mein Immunsystem ist in gutem Zustand.

77 Andere sind verantwortlich für meine Misere.

78 Ich bin ein Opfer meiner Umstände.

79 Mein Trauma kann man nicht verarbeiten.

80 Ich habe Panik.

182 Es ist mir wichtig, was andere von mir denken.

183 Ich bin schön.

184 Bei Gewitter habe ich Angst.

185 Ohne die Anderen wäre das kein Problem gewesen.

186 Andere arbeiten weniger als ich, bekommen aber mehr Lohn.

187 Ich bin unfruchtbar.

188 Ich kann keine Kinder bekommen.

189 Ich schäme mich.

190 Ich schäme mich so, dass ich es nicht in Worte fassen kann.

81 Ich bin ein Opfer.

82 Ich bin ein Täter.

83 Ich bin Retter.

84 Ich muss allen helfen.

85 Ich habe keine Zeit, weil ich mich erst um die anderen kümmern muss.

86 Andere denken schlecht über mich.

87 Die Anderen tun nur so, als ob sie mich mögen würden.

88 Die Anderen tuscheln hinter mir.

89 Andere können alles besser als ich.

191 Ich habe keine Zeit für Sport.

192 Ich habe keine Zeit für mich.

193 Andere rauben mir meine Zeit.

194 Ein Indianer kennt keinen Schmerz.

195 Die Welt ist kein sicherer Ort.

196 Ich kann niemanden vertrauen.

197 Feuer ist gefährlich.

198 Ich bin ein Teamworker.

199 Ich bin gut genug.

90	Ich habe eine glückliche Beziehung.	200	Ich lebe meine Sexualität.
91	Im Grunde des Wesens bin ich schlecht.	201	Ich habe ein Monster in mir.
92	Ich muss alles kontrollieren.	202	Ich kann dem Kind nicht vertrauen, es wird nur Ärger machen.
93	Ich bin kindisch.	203	Keiner respektiert mich.
94	Aus Loyalität zu meiner Mutter, die in meiner Schwangerschaft dick wurde und blieb, muss ich jetzt auch dick sein.	204	Respekt muss man sich verdienen.
95	Ich will abnehmen damit mich mein Partner/meine Mutter liebt.	205	Ich liebe mich und meinen Körper und finde das richtige Maß beim Essen.

96 Ich verzichte auf Nudeln und Brot, damit sich mein Körper wohler fühlt.

97 Ich bin tolerant.

98 Ich bin es wert, geliebt zu werden.

99 Ich arbeite harmonisch mit anderen zusammen.

100 Ich erkenne mich selbst an. Ich bin gut genug, so wie ich bin.

101 Ich gebrauche meine Macht und erschaffe liebevoll meine Realität.

102 Ich höre auf die Stimme des Herzens.

206 Keiner kümmert sich um mich.

207 Ich gehe auf andere zu und bin friedvoll.

208 Ich gehe liebevoll auf andere zu.

209 Ein erfülltes Leben ist mein Geburtsrecht.

210 Ich lasse alle Kritik los.

211 Ich bitte um Einsicht und Führung, damit ich weise und liebevoll meine Welt und mein Leben gestalte.

212 Jeder Augenblick ist etwas besonderes.

103 Ich liebe meinen Körper.

104 Alles ist gut so, wie es ist.

105 Ich kann andere nicht ändern.

106 Ich entscheide mich jetzt, mir zuzuhören.

107 Ich lasse alle negativen Gedanken los.

108 Ich bin offen für eine Veränderung.

109 Ich bin im Frieden.

110 Ich verzeihe. Mein Herz ist versöhnlich gestimmt.

213 Heute ist ein besonderer Tag.

214 Ich gestalte mein Leben.

215 Ich entscheide mich jetzt für ein Miteinander.

216 Leicht und mühelos fließe ich im Strom des Lebens

217 Ich lasse die Idee, zu bestrafen, los.

218 Alles entwickelt sich so, wie es am besten für mich ist.

219 Ich spüre meine sexuellen Energien.

220 Ich lasse alle Erwartungen los.

SCHUTZMAßNAHMEN

Es kommt häufig vor, dass wir uns von anderen angegriffen fühlen. Nicht unbedingt als Tätlichkeit, mit Händen oder Gegenständen. Ich denke an die Worte, die uns verletzen können, oder das Gefühl, des Verletztwordenseins. Kennen Sie das: „Ich empfand mich auf einmal ganz ausgezehrt." „Der Satz traf mich sofort." „Er tritt immer wieder in die Wunde." „Sie schafft es immer wieder, mich zur Weißglut zu bringen." Es gibt Situationen, die wir nicht richtig beschreiben können, in denen wir uns verletzt fühlen, die uns emotional entgleisen lassen. Manches Mal kennen wir den Grund unserer Entgleisung, andere Male wissen wir nicht, warum wir uns nach einer Begegnung schlecht fühlen.

Im Laufe der Zeit entwickeln wir ein Schutzschild gegenüber solchen Situationen. Wir wollen nicht mehr verletzt werden. Das Schutzschild soll uns vor der Verletzung schützen. Es ist kein echtes, materielles Schutzschild, doch es funktioniert wie ein solches. Ich nenne es das eingebildete Schutzschild.

Um meinen Klienten dieses Schutzschild zu erklären, fragte ich mich: „Wie kann man einen eingebildeten Schutz darstellen?" Einfacherweise nahm ich eine Zeitschrift als Schutzschild und einen Kugelschreiber als Schwert. Meine Klienten bat ich, mir das gleichzutun. Auch sie hatten jetzt eine Waffe und ein Schwert als Symbol für die Macht, verletzen zu können und sich schützen zu können.

Was machten die Klienten damit?

Bevor ich es Ihnen erzähle, bitte ich Sie, es ihnen gleichzutun. Bewaffnen Sie sich mit einem Kugelschreiber als Schwert. Stellen Sie sich vor, Sie schützen sich mit einer Zeitung als Schild und einem Kugelschreiber als Waffe gegen eventuelle Angriffe. Betrachten Sie die Art und

Weise, wie Sie Ihr Schutzschild und Ihre Waffe halten. Wie hoch halten Sie Ihr Schutzschild? Dient es zur Abwehr oder halten Sie es einfach nur unbeteiligt in der Hand? Welchen Bereich von Ihnen können Sie mit dieser Haltung schützen? Strecken Sie Ihr Schwert vor, um jemanden abzuwehren, zu sticheln oder zu verletzen? Sehen Sie einen Gegner vor Ihrem inneren Auge? Wie verhält er sich Ihnen gegenüber? Verstecken Sie Ihr Schwert hinter Ihrem Schild oder zeigen Sie ihre Waffen deutlich vor? Wie fühlen Sie sich mit Ihrer Ausrüstung? Wenn Sie möchten, machen Sie sich hierzu ein paar Notizen.

....

....

....

....

....

....

....

....

....

....

....

....

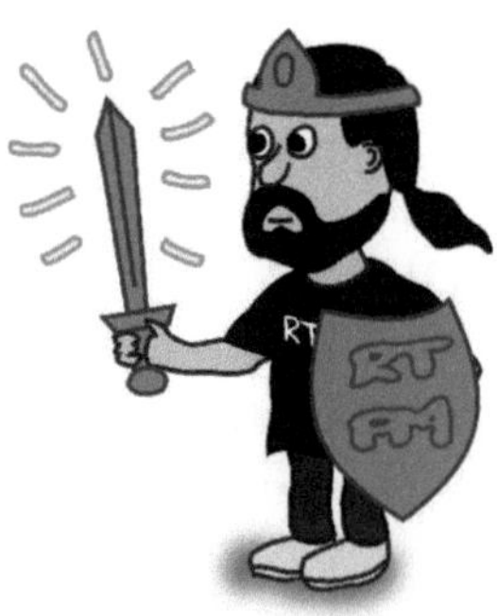

Jetzt drehen Sie bitte beides so um, dass Waffe und Schild zu Ihnen zeigen. Die Außenseite des Schildes zu Ihnen und die Waffenspitze zu Ihnen. Fühlen Sie sich als Person gleich stark und geschützt oder verändert die Drehung der Waffen etwas für Sie? Machen Sie sich wieder ein paar Notizen hierzu.

....

....

....

....

....

....

....

....

....

....

....

....

....

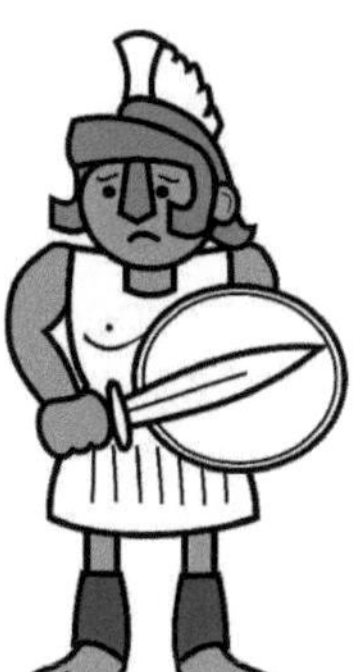

Anschließend legen Sie die Waffen beiseite und spüren nach, in welcher Position und mit welcher Garnitur Sie sich am wohlsten fühlen. Um das Spüren zu vertiefen, suchen Sie nach Worten hierfür und schreiben sie auf.

....

....

....

....

....

....

....

....

....

....

....

....

Bei mir und meinen Klienten erlebte ich Unterschiedlichstes. Zunächst sah es sehr eindeutig aus. Das Schild wird mit fester Hand gehalten, um Gegenspieler abzuwehren, die Waffe mit der Spitze zum eingebildeten Gegner. Diese Position löste ein Gefühl von scheinbarer Stärke aus. Das Ganze umgedreht, wirkte bedrohlich.

Eine Klientin aber weigerte sich, die Waffe auf jemanden zu richten. Sie nahm die Spitze des Kugelschreibers in die Luft, froh, niemanden verletzen zu können. Weder wollte sie die Waffe auf sich, noch auf andere Personen richten. Das Schutzschild zu besitzen war okay, nicht aber, um es gegen jemanden einzusetzen. Umgedreht auf sie gerichtet, war es ihr sehr unangenehm.

Ein weiterer Klient hob sein Schutzschild locker, man hätte es ihm schnell aus der Hand nehmen können. Sein

Schwert hielt er fest, nicht, um es einzusetzen, sondern um damit warnen zu können.
Wiederum eine Klientin fand das mit dem Schutzschild ganz toll. Sie hatte Gefallen daran, eine Waffe zu tragen. Beim Umdrehen der beiden Gegenstände, aber schob sie schnell das Schutzschild vor ihr Schwert, sodass sie sich selbst nicht verletzen konnte.
Ein anderer Klient steckte die Waffe gleich in die hintere Hosentasche. Es sei gut, eine dabeizuhaben. Er setzte sein Schild nicht ein, drehte sich aber ganz flink, wenn man ihm das Schwert hätte wegnehmen wollen.
Keiner meiner Klienten fragte nach, wovor sie sich schützen sollten, das ergab sich aus dem Kontext der Behandlung. Interessant fand ich, wie sie mit der Vorstellung von Verletztwerden und Verletzenwollen umgegangen sind.

Allen Klienten gleich war: Wenn sie ihre Waffe und ihr Schild ablegen konnten, fühlten sie sich befreit. Es war erleichternd für sie. Sie waren körperlich beweglicher und hatten mehr Spielraum, nichts engte sie mehr ein. Es fühlte sich für sie leichter an, sie hatten anschließend aber nicht das Gefühl, schutzlos ausgesetzt zu sein.

Mit Waffe und Schild will ich darstellen, was wir energetisch, also unterbewusst, mit unseren Gedanken auslösen. Es soll verdeutlichen, wie wir mit unseren eingebildeten Schutzschildern auf andere zugehen. Wie sich eine Begegnung für uns oder für die anderen anfühlt. Die eingebildeten Schutzschilder und Waffen resultieren aus früheren Erfahrungen oder Empfindungen, in denen wir uns verletzt fühlten. Um nicht mehr verletzt zu werden, greifen wir frühzeitig zu Verteidigungsstrategien, eingebildeten Waffen und Schutzschildern, die ich hier als Symbol für ein besseres Verständnis gewählt habe. In Wirklichkeit können das Worte, Gedanken, auch Taten, Emotionen, Abneigung, Trotz und Missachtung sein, die wir anderen

Personen gegenüber einsetzten, um einer (eingebildeten, unterbewussten) Gefahr von Verletzung zu entgehen.
Ängste, mangelndes Selbstvertrauen, fehlende Empathie, Kritiksucht, Bewertungen führen zu einem Versuch, sich im Voraus vor einer Verletzung in einer Situation schützen zu wollen. Das sind Situationen, die von Unbeteiligten, von außen betrachtet, manchmal gar keines Schutzes bedürfen. Die Waffe steht für die Möglichkeit, verletzen zu können, sollte man sich in die Enge getrieben, angestachelt oder wehrlos fühlen.

Eine Klientin sagte, es wäre für mich notwendig, dass ich als Therapeut einen Schutz hätte. Ich tat ihr den Gefallen und nahm eine Zeitung als Schutzschild. Mit dieser Zeitung in der Hand behandelte ich sie weiter. Manchmal benötigte ich eine, ein anderes Mal hätte ich beide Hände zum Behandeln haben müssen. Ich war schwer abgelenkt. Meine Klientin war sehr irritiert, denn sie konnte mich nicht mehr so gut wahrnehmen wie sonst. Sie war fassungslos, weil sie nicht hinter die Zeitung schauen konnte. Es hinterließ bei ihr ein so ungutes Gefühl, dass ich unter ihrem Einverständnis die Zeitung, meinen Schutz, wieder weglegte.
Benötigen wir einen Schutz im Alltag? Eine Abschirmung gegen mögliche Anfeindungen, Verletzungen, Disharmonien, verbale Attacken, Bewertungen, gegen das Gefühl, ausgelacht zu werden?
Würden Sie sich damit wohlfühlen?
Wenn ich mir den scheinbaren Schutz als eine Waffe vorstelle, die ich halten muss, lege ich sie gerne nieder. Das Gefühl des Miteinanders, der Beweglichkeit und der Freiheit ohne Waffen ist mir sehr viel wichtiger. Ich denke, dass ich das 1:1 übernehmen kann. Alkohol, Schokolade, Fressattacken, Voreingenommenheit sind Schutzschilder meines Egos, um nicht verwundet zu werden. Verbalattacken, Bewertungen, Sticheleien sind Waffen, die ich ge-

genüber anderen einsetze, um nicht (mehr) verletzt zu werden. Ein Miteinander ist für mich unter diesen Umständen nicht möglich. Es beeinträchtigt mich in meiner Wahrnehmung, meiner Handlungsfähigkeit, meiner Entscheidungsfreiheit und meiner Lebensfreude. Mein Gegenüber wird irritiert und zieht seine eigenen Waffen und Schutzschilder hervor. Beide rüsten wir auf. Die gefühlte Gefahr vergrößert sich, die Angst vor Verletzung wächst. Die Emotionen kochen hoch, ein friedliches Miteinander wird schwerer.

Meine Klienten zeigten mir das in diesem Rollenspiel, sie fühlten es ebenso. Die Waffen niederzustrecken ruft ein Vertrauen hervor, mit der Situation zurechtzukommen, oder auch, im Verletzungsfall, durch die Selbstheilungskräfte wieder regenerieren zu können.

Wie sehen Sie das?

Schützen Sie sich, bewusst oder unterbewusst, vor anderen?
Schützen Sie sich, bewusst oder unterbewusst, vor sich selber?
Beschützen Sie, bewusst oder unterbewusst, andere?
Beschützen Sie, bewusst oder unterbewusst, andere vor sich?
Beschützen Sie, bewusst oder unterbewusst, andere vor sich selbst?

Es gibt viele Maßnahmen und Materialien, die uns schützen, hier eine kleine Auflistung:

- natürliche, elektrische und chemische Substanzen und Materialien (Sonnenschirm, Putzmittel, Desinfektionsmittel, Wasser)
- Immunsystem
- Schutzschild
- Schutzmaske
- Schutzkleidung (auch übertragen: Unter dem Deckmantel der Verschwiegenheit, unter dem Schutzmantel der Anonymität)
- Schutzhandschuhe („Ich wasche meine Hände in Unschuld.“, „Ich handle lieber nicht.“, „ich verbrenne mir nicht die Finger.“)
- Sicherheitsschuhe
- Schutz der Dunkelheit (dunkle Kleidung, nächtliche Aktionen, sich nicht zeigen wollen)
- Schutz (männlicher) Begleitung
- Rudelbildung (sich einer Gruppe anschließen, um scheinbar stärker zu sein oder um von Ihr beschützt zu werden)
- Glaubenssätze („Mir wird schon nichts passieren“, „sich etwas vormachen“, „sei schlau und stell dich dumm.“„Abhärtung ist ein Schutz gegen eine Erkältung.“)
- Kommunikation („Nein!“, gewaltfreie Kommunikation, Schreien, Provozieren)
- Zwänge (nicht aus den Haus gehen können, Handlungszwänge, zum Beispiel Wasch- oder Kontrollzwang, Süchte)
- Verteidigungsstrategien (Rebellion, Angriff, Täuschung)
- Schutztiere
- Schutzengel, andere lichtvolle Helfer

Wir können unsere Schutzmittel nützlich und nicht nützlich einsetzen. Zweckdienlich und zweckentfremdet. Dabei denke ich an eine ältere Dame in einem Film, die den Dieb mit ihrem Schirm verprügelt, als er Ihre Handtasche klauen will.
Wir können viel von den Tieren lernen. Der Schutz der Tarnung, der Schnelligkeit, der Flexibilität, der Wandlung. Tieren werden Eigenschaften zugeordnet, die uns erinnern und helfen können unser Potential zu entfalten. Jedes Tier wäre ein mögliches Krafttier für Sie. Krafttiere sind in manchen Kulturen geistige Begleiter und Beschützer.

Nehmen Sie sich eine kleine Auszeit, schließen Sie die Augen und laden Sie, in Gedanken, Ihr Krafttier, Ihre Krafttiere, zu sich ein. Ein Tier, das Sie jetzt begleiten möchte, das Ihnen eine bestimmte Lektion vereinfacht, dessen Eigenschaften Ihnen dienlich sind. Ist es der Falke, der Sie auf Ihrem Weg unterstützen möchte, oder der Adler, der Ihnen mit Adlersaugengenauigkeit Dinge vorhersagen kann? Ist es die Eidechse, die Sie mit ihrem abgeworfenen Schwanz erinnert, dass Regeneration eine ganz große Kraft ist, die Ihnen hilft, Ihre Träume zu verwirklichen? Ist es der Käfer, der Sie an Ihre innere Kraft erinnert, oder die Giraffe, die Sie erinnern möchte, nichts persönlich zu nehmen und den Frieden zu wahren?
Egal, welches Tier kommt, seien Sie glücklich, dass Sie Unterstützung bekommen.
Sollte Ihnen kein Tier begegnen, achten Sie auf die Tiere, die Ihnen im Alltag über den Weg laufen oder fliegen. Oder geben Sie in einer Internetsuchmaschine den Begriff „Krafttier Karte ziehen“ ein. Öffnen Sie eine entsprechende Seite und ziehen Sie eine virtuelle Karte.

UNTERSTÜTZENDE SYSTEME

So, wie die Krafttiere und die verschiedenen Schutzmaßnahmen haben wir auch unterstützende Systeme, die uns auf unserem Weg begleiten. Sie dienen nicht der Umgehung einer Verletzung, sondern der Unterstützung in unserer Entwicklung und unserem Wachstum als Mensch. Eltern haben uns in die Welt gebracht, sie sind, egal, wie sie sich Ihnen gegenüber verhalten haben, die größte Unterstützung. Sie sind verantwortlich dafür, dass Sie überhaupt auf der Welt sein können. Doch außer der Zeugung, dem Schwangerschaftsablauf, und der Geburt haben sie noch mehr bei Ihnen bewirkt. Nehmen Sie sich die Geduld und ein wenig Zeit für eine Innenschau:

Bitte nehmen Sie sich einen Stift und ein Blatt Papier und beantworten Sie sich folgende Fragen:

Was haben Sie von Ihrer Mutter gelernt? Was hat Sie Ihnen gezeigt? Was machen Sie heute so, wie Ihre Mutter oder gerade anders, weil es Ihre Mutter auf diese Art und Weise praktiziert hat? Wo hat Ihre Mutter Sie inspiriert, begleitet, getriezt (wie auch immer sie es ausdrücken möchten)? Was können Sie heute, weil Ihre Mutter so war, wie sie war?
Das kann sein Sauberkeit, Ordentlichkeit, Stricken, Kochen, Delegieren, Verstecken, Aufbrausen, Organisieren usw..

……………………………………………………………

……………………………………………………………

……………………………………………………………

……………………………………………………………

....

....

....

....

Was haben Sie von Ihrem Vater gelernt?

....

....

....

....

....

....

....

....

....

Was haben Sie von Ihren Ahnen übernommen?

....

....

....

....

....

....

....

....

Was haben Sie von Ihren Geschwistern lernen können?

....
....
....
....
....
....
....
....
....
....

Können Sie für all das Gelernte, für das Übernommene dankbar sein?

Versuchen Sie es mal: Strahlen Sie Ihre Dankbarkeit aus,

- an Ihre Mutter,

- an Ihren Vater,

- an Ihre Ahnen,

- wenn vorhanden, an ihre Geschwister.

Nun lassen Sie diese Personen in Ihren Gedanken ihren Weg gehen. Sie dürfen sich frei von Ihnen bewegen, eigenständig entscheiden, wie Sie leben möchten. Ich nehme an, das ist auch Ihr Wunsch. Eine Existenz in Freiheit. Ohne dass Ihnen jemand vorschreibt, wie Sie Ihr Leben führen sollen. Ohne Einschränkungen und ohne bewertende Personen, die Ihnen sagen, was Sie gut oder schlecht machen, richtig oder falsch.

Sie können von Mutter und Vater das Gelernte annehmen. Geben Sie Dankbarkeit zurück für das, was Sie lernen durften, weil es Sie in Ihrem Leben weiterführt und Sie unterstützt. Das Verhalten Ihrer Eltern hat bei Ihnen eine individuelle Struktur angelegt.

Dankbar akzeptieren Sie diese Gegebenheit. Sollten Sie einen oder beide Elternteile nicht kennen oder Ihnen fällt nichts ein, was Sie Gutes bekommen haben könnten, so können Sie sich erfüllt fühlen durch Ihre Existenz. Ohne Ihre Eltern würden Sie heute dieses Buch nicht lesen können, es würde Sie in dieser Form nicht geben.

Etwas abstrakter, familienunabhängiger könnte man sagen. Eine weibliche Kraft und eine männliche Kraft haben Sie etwas gelehrt und Sie unterstützt.
Im Schamanismus sagt man: Der Vater Himmel und die Mutter Erde. Wir sind Menschen zwischen Himmel und Erde. Nehmen wir von beiden Teilen (der männlichen Kraft und der weiblichen Kraft) die Unterstützung in unserem Leben an, haben wir festen Boden unter den Füßen und bekommen genügend frische Luft. Wir können stabil auf der Erde gehen und zeitgleich geistige Höhenflüge vollführen. Sind beide Elemente ausgeglichen und sind wir auch bereit, von beiden Teilen anzunehmen, so ist das eine einfache Unterstützung unseres persönlichen Gleichgewichts. Wir brauchen die Erde, um zu pflanzen, die Mineralien, das Holz, die Steine, ebenso benötigen wir die Luft, den Regen, die Sonne.
Himmel und Erde geben uns eine Ausrichtung nach oben und unten. Diese stellt für uns eine zentrale Achse dar.

Mütter nähren.
Ob Ihre Mutter Sie wollte oder nicht?
Sie hat sich für Sie entschieden. Sie hat den Samen des Vaters in ihre Eizelle hineingelassen. Hat Sie beschützt, genährt und Sie wachsen lassen. Sie hat Ihre Entwicklung, in ihrem bestmöglichen Maß, unterstützt.

Essen zuführen.
Liebe zuführen und empfangen.
Informationen empfangen.

Sich Liebe, Nahrung und Informationen zuführen.
Sich auf den eigenen Weg zu führen.
Sich etwas zufügen.
Sich zu fügen.
Akzeptanz.
Sein.

Nährend
Das weibliche Prinzip ist das aufnehmende, nähren de Prinzip.

Väter sind Schöpfer. Sie handeln.
Sie schicken ihren Samen zur Eizelle, um etwas Neues entstehen zu lassen. Dieser muss sich bewegen und durchsetzen. Sie sind zielorientiert, nur der Stärkste und Schnellste wird in etwas Neuem weiterleben.

Leben geben.
Ins Leben gehen.
Zu seinem Leben stehen.
Selbstbewusst zum Leben stehen.
Zu seinen Fehlern stehen und glücklich weitergehen.
Leben geben, im Leben stehen, glücklich und furchtlos weitergehen.

Handlung-Schöpfung

Das männliche Prinzip ist das Prinzip der Handlung. Etwas auf den Weg bringen. Zielstrebig, handlungsfähig und wettbewerbsorientiert.

Das männliche und das weibliche Prinzip sind in jedem Menschen vorhanden. Ausgeprägt in beiden Teilen sind wir in der Lage, ein schöpferisches Miteinander in Fürsorge zu erschaffen. Dynamisch, nährend, konstruktiv.
Keines der Prinzipien ist besser als das andere. Für einen Ausgleich benötigen wir von beiden Prinzipien je 100 %.

Yin und Yang

Yin und Yang sind Bezeichnungen aus der chinesischen Philosophie. Zwei Pole, die entgegenwirken, sich aber auch ergänzen. Das eine gibt es nicht ohne das andere.
Yin, das Feste, das Materielle, die Erde, der Mond, das Kühle, das Weibliche.
Yang, das Geistige, der Himmel, die Sonne, das Warme, das Männliche.
Alles steht mit allem in Bezug.

Ebenso, wie wir aus den Gegensätzen männlich (Samen) und weiblich (Eizelle) entstanden sind, leben beide Anteile in uns. Es ist kein System der Dualität, wie man meinen könnte. Es sind gegenseitige, sich unterstützende Kräfte beider Pole. Mutterkraft (linksseitig) und Vaterkraft (rechtzeitig), die in Bezug miteinander stehen.

Wir besitzen Yin, aber auch Yang. Wir wandeln Yang in Yin und Yin in Yang.
Eine Idee Yang setzen wir in die Tat um, es entsteht etwas Neues (Yin). Ebenso, können wir etwas Bestehendes (Yin) zerstören und in Staub und Asche verwandeln (Yang).

Wir unterliegen Wechsel, Gezeiten, Wandel. Yin und Yang wollen sich gegenseitig unterstützen und ausgeglichen sein. So, wie wir stets Zellen im Körper abbauen und neu aufbauen müssen, um gesund zu bleiben, so müssen wir uns von veralteten Glaubensvorstellungen lösen, sie in neue Ideen umwandeln, unsere Potenziale erkennen und sie in die Tat umsetzen.
Yin und Yang bewerten sich nicht. Sie sind da, um sich zu wandeln, zu ergänzen und um sich zu unterstützen. Es ist nicht als duales System zu verstehen, sondern als ein System der Wandlung und Entwicklung. Keines existiert

ohne den andern. Der Tag nicht ohne die Nacht, der Himmel nicht ohne die Erde. Sie helfen, zu unterscheiden und in Bezug zu setzen. Doch Yin und Yang konkurrieren nicht. Sie existieren zusammen. Beide können nicht getrennt werden. Keines ist besser oder schlechter als das andere. Sie sind.

So ist es auch mit unserer Mutter- und unserer Vaterkraft. Sie hat nichts mit unseren leiblichen Eltern zu tun. Es ist die Kraft des aufnehmenden, nährenden Prinzips und des schöpferisch handelnden Prinzips.

Ich finde es wichtig, zu verstehen, dass es Gegenpole gibt, die sich anziehen und auch abstoßen können, letztlich aber immer in einem Bezug zueinander stehen. Diese Beziehung kann nicht ignoriert werden. Die eine Kraft kann nicht ohne die andere leben. Wir können uns über unseren Nachbarn ärgern, aber solange wir am gleichen Ort wohnen bleiben, stehen wir in einem Bezug zu ihm. Wir können ihn nicht ignorieren, er wird trotzdem dort sein. Wir können nur einen bestmöglichen Weg finden, friedlich miteinander umzugehen. So können wir nicht unsere Eltern ignorieren, nicht Menschen, die uns etwas Böses angetan haben. Sie haben unser Leben beeinflusst und wir haben uns in einen Bezug zu ihnen gestellt. Diese Verbindung existiert, kann nicht ungeschehen gemacht werden und hat etwas in uns bewirkt. Das Bewirken, das entstandene Werk, wiederum prägt uns so lange, bis wir einen Weg gefunden haben, es zu akzeptieren und furchtlos, lächelnd anzuschauen. Dann können wir sagen, dass wir eine Erfahrung gemacht haben. Die Einschätzung, Bewertung oder Nicht-Bewertung dieser Gegebenheit bestimmt unser Leben.

Erfahrungen können wir nicht rückgängig machen, wir können sie aber als nährende und schöpferische Erkenntnis in unsere Systeme einsortieren.

SPIEGELARBEIT

Viele meiner Klienten schauen nicht gerne in den Spiegel. Vielleicht kurz, um das Haar zu prüfen. Oder um Guten Morgen zu sagen. Ein flüchtiges Guten Morgen.
Die meisten von uns sehen eingeschränkt in den Spiegel. Der Spiegel erzählt uns viel über uns und den Raum, in dem wir uns befinden. Beziehungsweise, wie wir in diesem Raum wirken.

Sie müssen nichts verändern, wenn Sie sich in einem Spiegel betrachten. Schauen Sie einfach, was Sie sehen können. Schauen Sie liebevoll auf Ihr Spiegelbild. Betrachten Sie nacheinander Ihren Mund, Ihre Nase, Ihre Augenbrauen, Ihr Haar, anschließend Ihre Ohren. Nehmen Sie sich für sich Zeit.
Dann schauen Sie auf Ihre Augen. Nichts muss verändert werden. Lassen Sie alles, wie es ist.
In den Augen können Sie das Tor zu Ihrer Seele entdecken. Ein untrügliches Zeichen, dass Sie Ihre Seele im Spiegel gefunden haben, ist ein Lächeln auf Ihren Lippen. Es ist erstaunlich: Nahezu jeder lächelt, der sich sehr lange und sehr intensiv in die Augen schaut. So, wie es kleine Kinder mit uns machen. Vielleicht aber werden Sie auch traurig oder fühlen sich unglücklich, wenn Sie in den Spiegel schauen. Beobachten Sie, wie Sie sich fühlen. Lassen Sie sich von Ihrem Spiegelbild berühren. Es darf geschehen. Betrachteten Sie Ihre Augen, bleiben Sie bei dem Blick für einige Minuten. Gehen Sie nicht weg, lassen Sie alle Gefühle auf sich einwirken. Beobachten und fühlen Sie einfach und bleiben Sie liebevoll bei sich.

Bleiben Sie weiterhin weg von Ihrem Aussehen und Styling. In der Umgebung Ihres Spiegelbildes können Sie Ihre Talente und Begabungen entdecken. Ihre nicht sicht-

bare Ausstrahlung wird auf eigenartige Art und Weise doch sichtbar. Betrachten Sie sich im Spiegel, als käme jemand Fremdes auf Sie zu.
Wie finden Sie diesen Menschen: Ist er Ihnen sympathisch? Warum, oder warum nicht? Wie fühlen Sie sich, wenn er auf Sie zukommt? Wenn er stehenbleibt? Oder sich von Ihnen entfernt? Gerne können Sie Ihr Spiegelbild hin- und herbewegen, von allen Seiten, die Ihnen möglich sind, betrachten. Was empfinden Sie, ohne in eine Bewertung überzugehen?
Manche finden den Menschen, den sie im Spiegel betrachten, bunt, lustig, talentiert, begabt, interessiert, lächelnd, emphatisch usw. Wie empfinden Sie sich?
Sie möchten sich immer noch nicht im Spiegel sehen, oder die Falten und Makel lenken Sie ab? Setzen Sie sich eine weiße, neutrale Maske auf, so dass Sie nur in Ihre Augen sehen können. Was entdecken Sie jetzt?

Nehmen Sie sich einen kleinen Handspiegel. Schauen Sie in den Spiegel und betrachten Sie den Hintergrund Ihres Spiegelbildes. Gehen Sie ein paar Schritte vorwärts mit dem Handspiegel. Beobachten Sie dabei den Weg, den Sie zurückgelegt haben. Ihr Spiegelbild zeigt Ihnen einen Weg, den Sie schon gegangen sind.
Reflektieren Sie Ihren eigenen Lebensweg, den Sie gegangen sind. Haben Sie eine Vorstellung, wie er aussieht? Wie fühlt sich Ihr bisheriger Lebensweg für Sie an? Wie soll Ihr zukünftiger Weg aussehen: Möchten Sie etwas ändern?

Welches der drei Spiegelbilder mögen Sie am liebsten, beziehungsweise mit welchen können Sie sich am meisten anfreunden oder identifizieren?

1 In die Augen schauen?
2 Den „Fremden“ im Spiegel betrachten?
3 Oder den Lebensweg auf sich wirken lassen?

Fällt es Ihnen noch schwer, sich selbst im Spiegel zu sehen? Üben Sie, sich selbst, Ihre Umgebung und Ihre Vergangenheit im Spiegel zu beobachten, beziehungsweise zu entdecken.

Tipp:
Eine sehr schöne Spiegelarbeit findet sich im Internet von Franziska Behlert: Meditation „Erkenne Dich selbst“, tiefe Selbstliebe Erfahrung, Spiegelmeditation.

DAS KOLLEKTIV

Ein Kollektiv ist eine Ansammlung Gleichgesinnter oder eine Gruppe von Menschen mit einem gemeinschaftlichen Ziel, einer Idee oder einem gemeinsamen Bewusstsein.

Ein Richtungswechsel im Kollektiv fühlt sich so an, als würde man eine Geisterfahrt auf der Autobahn machen. Ein „Geisterfahrer" zu sein, ist nicht einfach, ehe man die Spur findet, auf der auch die anderen „Falschfahrer" sich befinden. Der Druck, anders zu sein, kann eine zerstörerische Wirkung haben. Dabei kann die Zerstörungswut auf die anderen, aber auch auf das Selbst gerichtet sein.

Trotz Ihrer Fähigkeit des logischen Denkens ist es möglich, dass das Kollektiv Ihre Glaubensvorstellungen unbewusst verändert. Klare Bedenken, Ängste und die eigene Intuition können in den Hintergrund gelangen, um der kollektiven Gruppe anzugehören. Leider führen bestimmte Kollektive zu einer Behinderung des eigenen Wachstums oder der eigenen Entwicklung. Alleine das Dazugehörenwollen oder die scheinbare Stärke des Gemeinsamen lässt einen innehalten. Es verhindert, die eigene Persönlichkeit zu leben.

Ich bin der Auffassung, dass wir alle mal in unserem Leben gegen den Strom antreten müssen, um unsere Individualität hervorzuheben. Nicht in der Bedeutung eines Kampfes, einer Rebellion, nicht im Bewusstsein von Stärke oder Flagge zeigen. Nein, im Sinne von der Entwicklung der eigenen Talente und Fähigkeiten. Ein Herausrutschen aus der Familienstruktur, ein Aufbäumen gegen strikte Strukturen, Ideen oder Vorstellungen hat Künstler oder Erfinder berühmtgemacht. Was wären wir, hätten nicht einige von uns über den Tellerrand geschaut und etwas anderes ausprobiert? Wahrscheinlich würden wir wie die Steinzeitmenschen sammeln und jagen gehen.

Ihre individuellen Fragen, Talente, Gaben und Potenziale sind es, die Sie wachsen lassen. Ziele, die Sie anstreben, sollten Sie von Ihrem Inneren heraus interessieren. Nicht, weil ein anderer es sagt, sondern weil Sie ein inneres Bedürfnis befriedigen wollen.

Das kann sein, künstlerisch tätig zu werden, Freigeist zu entwickeln, Strukturen verändern zu wollen, zu gärtnern, sich der Natur statt dem Büro widmen zu wollen.
Entschließen Sie sich, nicht dem Kollektiv zu folgen, das Ihnen vorschreibt, wie Sie sein oder denken sollten und entscheiden Sie sich, eine Meinung zu vertreten, eigentümliche Ziele zu haben, eigene Bedürfnisse wahrzunehmen und trotzdem in einem Miteinander mit allen anderen zu sein.
Das Resultat wird inneres Gleichgewicht, Zufriedenheit und ein Höchstmaß an Glück sein. Kümmern Sie sich nicht darum, ob Ihre Mitmenschen Ihre Verwandlung verstehen. Schauen Sie, ob es auch andere Menschen gibt, die so leben, wie Sie es für angemessen halten. Sie entgehen Phänomenen wie Angst, Wut, Zerstörungswünschen, Eskalationen, Tunneltrance, Depression. Werden Sie Ihren eigenen Sichtweisen und Ansprüchen gerecht. Unterwerfen Sie sich keinem Kollektiv. Machen Sie sich frei, achten und akzeptieren Sie Andersdenkende und Anderslebende. Bewerten und vergleichen Sie sich nicht. Leben Sie Ihre Potenziale im Miteinander und Fürsorge mit anderen. Erschaffen Sie höhere gemeinsame Ziele mit anderen in einer selbstbestimmten Freiheit, Individualität und Ordnung.

DIE VERWANDLUNG

Das Leben ist Verwandlung. Ein ständiges Auf und Ab. Die Sonne geht auf und unter, der Mond kreist um die Erde, es entstehen Ebbe und Flut. Geburt, Tod, Wachstum und Entwicklung. Die Jahreszeiten, das Ziehen der Wolken, alles fließt. Wir befinden uns in einem ständigen Wandel, in einer Verwandlung. Ähnlich der Raupe, die sich zum Schmetterling verwandelt, durchlaufen wir verschiedene Lebensstadien, die uns nicht nur älter, sondern auch erfahrener werden lassen. Nicht alles ist schön, einiges ist traumatisch, entsetzlich, zerstörerisch. Sie haben die Möglichkeit, Ihr Leben mit verschiedenen Blickwinkeln zu betrachten. Sollten Sie sich eingeengt fühlen? Verändern Sie Ihre Perspektive.

Es ist für depressive Menschen sehr viel schwieriger, sich vor dem Spiegel mit einer aufgezogenen roten Clownnase ins Gesicht zu sagen, dass sie depressiv sind. Auch ist es schwerer, auf einem erhöhten Podest oder auf einem Tisch sich selbst zu überzeugen, dass man inkompetent ist. Wir glauben die Dinge, die wir sagen. Wir nehmen dazu eine bestimmte Haltung ein. Wir sind überzeugt von uns. Doch wenn wir die räumliche oder geistige Perspektive wechseln, ändert sich unsere Wahrheit. Überraschen Sie sich. Werden Sie kreativ.

In meiner Praxis erzählte mir ein Klient, dass er sehr gerne maskiert durch den Alltag schlendert. Er meinte dabei weder Alltags- noch sonst eine Maske, sondern eine gedachte Maske, die er entstehen lassen würde, wenn er unter Menschen geht. Diese solle verhindern, dass sein „kleines, inneres Kind“ herauskommt. Das Wesen, das immer wieder weinen würde.

Eine andere Klientin meinte, es wäre etwa so, wie wenn eine Maske neben der Haustüre hängen würde. Sie wür-

de sie anziehen, ehe sie das Haus verlässt. Auch sie sprach nicht von einer realen Maske.
Letzterer schlug ich vor, die Maske erst einmal in einer Handtasche mitzunehmen. Sie könne sie doch hervorholen, wenn sie diese wirklich benötigen würde.
Dem Klienten gab ich eine weiße, neutrale Gesichtsmaske. Er nahm sie, zog sie an, betrachtete sie im Spiegel. Er war begeistert. Ja, so könne es doch immer sein, das würde ihm gefallen. „Klasse." Etwas irritiert fragte ich nach: „Wirklich? Sie fühlen sich so sehr wohl?" Er bestätige mir seine Aussage. „Ja." Ich beschloss: „Wenn Ihnen das gefällt, mache ich mit!" Auch ich zog mir eine weiße, neutrale Gesichtsmaske an. „Und?" fragte ich ihn. „Nein, so ist das nichts!" Er erkannte sofort, dass er andere Personen sehr gerne sehen würde und was er den anderen Menschen von sich vorenthalten würde und zog die Maske im gleichen Augenblick aus. Gott sei Dank hatte er Spaß und wir lachten über die Szene.
Humor ist eine wichtige Hilfe in unserer Welt. Er kann nicht nur unser Immunsystem, über das Lachen, enorm steigern, sondern auch Situationen in Wohlgefallen auflösen, die als so ernst und verfahren galten, dass sie unlösbar erschienen.
Ist Humor im Spiel, ist Leichtigkeit gegeben. Vergnügen bringt immer Bewegung mit sich, es ist unmöglich, eine Starre aufrechtzuerhalten, wenn man Humor verspürt. Konflikte lösen sich ins Nichts auf. Es ist denkbar, dass es das Zwerchfell ist, das „wiederbelebt" wird. Vielleicht sind es die Schübe von Glückshormonen. Ich finde es nicht wichtig, es zu erklären, solange wir wissen, dass es funktioniert.
Behalten Sie Ihren Humor oder lernen Sie Ihren Humor wieder kennen. Er darf schwarz, trocken, ironisch, komisch, paradox, überzogen, albern oder sonst wie sein.
Wie der deutsche Lyriker Otto Julius Bierbaum gegen Ende des 19. Jahrhunderts sagte:

„HUMOR IST WENN MAN TROTZDEM LACHT."
Laut Duden ist die Definition von Humor die Fähigkeit und Bereitschaft, auf bestimmte Dinge heiter und gelassen zu reagieren. Diese Eigenschaft sollten wir kultivieren.
Ich habe mir zur Aufgabe gemacht, Menschen dort abzuholen, wo sie stehen. Im wahrsten Sinne des Wortes zeige ich ihnen ihre eigene Situation. Hierfür benutze ich, wie oben beschrieben, Hilfsmittel wie Masken oder Tische. Das Erleben der eigenen Erfahrung kann so erfrischend sein. Natürlich gibt es viele, die diese Rollenspiele ablehnen. Und ich bin einer der größten Kritiker der Rollenspiele gewesen. Ich hatte das Gefühl, ich werde zum Affen gemacht. Oder ich müsste mich verstellen. Eher aber war es so, dass ich meine Masken-Rolle verlassen musste. Meine eigens gewählte Lebensrolle, meine Maske, die auch ich an der Tür hängen hatte, eine Schulmaske, eine Vereinsmaske, eine Familienmaske, was ich eben scheinbar brauchte, um zu überleben. Und da sollte ich in eine andere Rolle annehmen? Mich verkleiden? Aus meiner Komfortzone heraus, die sich so sicher anfühlte? Nein, das wollte ich nicht.

Ich habe es aber trotzdem gemacht. Unter anderem einen Kurs in Bewegungskunst bei Frau Dr. Rosina Sonnenschmidt: Tanzen mit Tanzsack, Wings und Maske. Man hatte mir oft schon gesagt, dass ich nicht die beste Tänzerin bin, ich persönlich fand mich nicht so schlecht. Eigentlich bewertete ich mich gar nicht. Wenn ich Lust hatte, tanzte ich, aber nur, wie es mir gefiel. Am liebsten alleine. Nun aber, in diesem besagten Kurs, waren es mehr Teilnehmer. Ein Tanzsack ist ein großes, dehnbares Betttuch-ähnliches Kostüm. Man sah nichts von mir, außer dem Kopf, und dieser wurde von einer Maske verhüllt. Nach einer Weile bemerkte ich, dass ich lächelte. Ich erschrak förmlich, aber mir fiel ein, dass es keiner sehen konnte, da ich eine Maske aufhatte. In diesem Moment merkte ich, dass ich vor anderen nicht mehr tanzen woll-

te, weil ich das Gefühl hatte, dass wir nicht die gleiche Freude über meinen Tanz teilten.
Die Bewegung wieder zu spüren war eines meiner Highlights des Kurses. Während beim Joggen und Fahrradfahren die Muskeln irgendwann einmal schmerzen oder sich „nur“ eine Freude über den gefundenen leichten Rhythmus einstellte, empfand ich den Ablauf mit den Kostümen als völlig neu. Sie bewegten meinen Körper anders, da ich gegen Widerstände oder mit anderem Schwung die Bewegung einleitete.
Überträgt man die Erfahrung auf Erkrankungen, stellte ich mir Folgendes vor:
Hinter einer Erkrankung sitzt ein Konflikt. Dieser bringt den Körper in Spannung, manches Mal auch in eine Art Starre. Bewegung, egal in welcher Form, rüttelt an der Spannung respektive Starre, dadurch wird auch am Konflikt gerüttelt und er wird bewegt. Ähnlich wie bei den somatischen Markern schon beschrieben, muss der Körper aus seiner Art des Verarbeitungsmusters heraustreten. Durch die Spannungsänderung und die Flexibilität, Dinge nun aus verschiedenen Perspektiven betrachten zu können, kommt es zu einer Verwandlung auf der körperlichen und auch mentalen Ebene.
Bewegung und Freude sind gute Heilmittel. Doch es genügt nicht, nur pfeifend durch die Wohnung von A nach B zu gehen. Nein, Sie müssen sich auffordern, Ihre Komfortzone zu verlassen und sich auf „abenteuerliche“ Abläufe einlassen. Dinge, die Sie im Alltag nicht machen, um Ihren Konflikt bewusst oder unbemerkt in eine neue Bewegung zu bringen.
Ein Freund bat mich um Rat, und ich beschrieb ihm meine Art zu arbeiten. Er sprach von „Zementbrocken an seinen Füßen“. Von meiner Arbeitsweise angetan, zog er sich umgehend seine schweren Feuerwehrstiefel an und stiefelte damit durch seinen Garten. Diese waren für ihn für seine Situation angemessen. Er dachte an Taucher, die

früher Bleischuhe anziehen mussten, um auf dem Meeresboden arbeiten zu können. Vielleicht brauchte er wirklich immer wieder diese Blöcke an seinen Füßen, um nicht abheben oder fliehen zu können. Er hatte schwere Traumen in seinem Leben erfahren. Als er damit fertig war, meldete er sich kurz:
„Schwere Schuhe können durchaus nützlich sein, aber natürlich nicht in allen Situationen. Es geht um eine angemessene Verwendung, den praktischen Nutzen. Gemachte Erfahrungen nicht als unveränderliche (belastende) Erlebnisse zu empfinden, sondern als Werkzeug zu benutzen, auf die man situationsbezogen zugreifen kann. Es geht also durchaus, um eine Positionierung zum Erlebten, zum „ Problem“ oder eben zum „Gar-nicht-Problem“.“
Wir haben einen Schuhschrank voller unterschiedlicher Schuhe. Für jede Gelegenheit den passenden Schuh. Zum Tennis den Tennisschuh, zum Joggen den Joggingschuh, den Wanderstiefel zum Wandern, den Festtagsschuh zum Feiern, den Winterstiefel, die Sommersandale und, und, und. Ist es nicht eine schöne Vorstellung, seine Schuhe als Erfahrungen oder Werkzeug für kommende oder bestehende Lebenssituationen zu deklarieren? Wir nehmen dieses Bild auch, wenn wir in den Fußstapfen anderer laufen.
Unser Schuhschrank ist eine gedachte Schatzkiste an Erfahrungen oder Werkzeugen, die wir im Leben nutzen können. Der Gewinn aus einer unerträglichen Situation ist im besten Fall die Erleichterung in zukünftigen Situationen. Durch Erfahrung, erlernte Weisheit, Stärke, Wissen, Sicherheit, Verständnis, Gewissheit, Weitsicht, Reife, Kenntnis, Klarheit, Furchtlosigkeit, Durchblick und Ausdauer. Schafft man es dann noch, heiter, gelassen und humorvoll sich neuen Erfahrungen hinzugeben, erscheint das Leben ein ganzes großes Stück leichter. Es hat sich gewandelt durch unsere Zuwendung, Bewegung und Flexibilität, gepaart mit Verständnis und Humor.

DAS PARADIES

Das Paradies entspricht der Vollkommenheit, frei von Mangel zu sein, alles haben zu können. Es ist in der Bibel beschrieben: Das Paradies ist durch den Sündenfall unerreichbar geworden.
Für mich steht das Paradies für den Augenblick der Wertigkeit und Zufriedenheit. Es ist erreichbar. Allezeit.
Bin ich zufrieden, erleide ich in diesem Moment keinen Mangel. Ich besitze, was ich brauche, ich bin glücklich, ich wertschätze die Situation.
In diesem Moment hat Besitz keine bestimmende Bedeutung. Es geht um das Bewusstsein, sich und dem Augenblick eine Wertigkeit zu geben, im Sinne von „Es ist gut so, wie es ist." Der Zeitpunkt ist vollkommen. Frei von Vergleichen.
Den Zeitpunkt zu genießen, sich anzunehmen. Das Außen und das Innen sein zu lassen. Sich in einem Bezug zur Umwelt zu sehen, seinen Platz einzunehmen, die Umgebung zu akzeptieren und wertzuschätzen, so wie sie ist. Menschen, Tiere, Pflanzen, egal welcher Farbe, Rasse oder Charakter anzunehmen, wie sie sind.
Ein Beispiel: „Der Kunde ist König." „Der Kunde wird hofiert". Nicht uneingeschränkt, denn ich gehe davon aus, dass ein König seinem Volk gegenüber Respekt und Wohlwollen zeigt. Ich wertschätze meine Klienten, ich unterstütze sie bestmöglich auf ihrem Weg, ich begleite sie, berate sie, lasse sie frei entscheiden. Ich bin König und sie auch. Ich wertschätze sie und sie mich, denn sie kommen aus freien Stücken zu mir. Wir begegnen uns auf Augenhöhe.
Doch was passiert, wenn sie meinen, mich belehren zu müssen? Wenn sie sich unsozial verhalten oder auch aggressiv zu mir werden? Ich wertschätze sie, überdenke unsere Zusammenarbeit, lasse sie so sein, wenn sie so

sein möchten. Dennoch werde ich sie nicht weiter behandeln, wenn sie möchten, dass *ich* mich verändere, um bestmöglich zu ihnen zu passen. Dafür wertschätze ich mich und meinen Weg zu sehr. Ich werde ihre Argumente überdenken, vielleicht haben sie in einigen Punkten recht, aber ich werde mich selber entscheiden für meinen Lebensweg, meine Methodik und mein Miteinander. Ich gehe in Fürsorge für mich und auch für meine Klienten. Bin ich für sie nicht der richtige Therapeut, weil ich nicht spure, dürfen sie gerne den Therapeuten wechseln. Es gibt andere gute Therapeuten mit anderen erfolgreichen Wegen, die vielleicht besser zu ihnen passen.
Ich schätze die freie Therapeutenwahl sehr, ich respektiere auch Meinungsverschiedenheiten. Wir dürfen uns nicht gegenseitig einengen oder verletzen, wir können koexistieren, ohne uns zu bedrängen.
Das Paradies ist ein Zustand der Wertschätzung und der Zufriedenheit. Das geht sofort und in jedem Augenblick. Es ist eine Entscheidung, zufrieden zu sein und sein Leben wertzuschätzen. Es ist eine Disziplin, sich das immer wieder bewusst zu machen. Es ist keine Unmöglichkeit. Wer glücklich sein möchte, kann sich jetzt dafür entscheiden.
Machen Sie sich zum Ziel, Zufriedenheit und Wertschätzung zu trainieren, indem Sie sich das Gefühl immer und immer wieder in den Fokus holen. Zeitlich begrenzt auf eine Stunde, einen halben Tag oder einen Tag.
Achten Sie darauf: Sind Sie gerade zufrieden?
Wertschätzen Sie sich? Machen Sie Ihre Dienste, so wie Sie es für richtig halten? Welchen Grad der Zufriedenheit geben Sie sich jetzt, in diesem Moment? Was fehlt Ihnen zur vollen Punktzahl? Können Sie das jetzt ändern? Machen Sie sich von anderen anhängig?
Letzteres kommt sehr häufig vor: „Ich kann ja nicht zufrieden sein, wenn ich immer kritisiert werde…“ Warum nicht? Sind Sie von der Meinung anderer abhängig? Wie

sehr stehen Sie zu Ihrem Wort? Ihrer eigenen Meinung? Wie kommt diese bei den anderen an? Gibt es etwas, worin Sie wiederholt kritisiert werden?
Möchten Sie etwas in Ihrem Leben verändern?
Können Sie ohne Mangel leben? Dürfen Sie das auch?
Wie gehen Sie mit der Meinung anderer um?
Stellen Sie sich Ihr Leben als eine Person, eine Pflanze, Mineral oder Tier vor. Vermenschlichen Sie es. Wie möchten Sie diesem Wesen begegnen? Welche Beziehung führen Sie mit Ihrem Leben? Wie nah stehen Sie sich?
Darf Ihr Leben Sie umarmen? Oder an die Hand nehmen? Können Sie mit ihm reden? Was hat es Ihnen zu sagen?

LIEBE UND ABLEHNUNG

Hintergründiges Hauptthema meiner therapeutischen Praxis ist und bleibt die Liebe. Es ist wie in der Musik, Love Stories tauchen immer und überall wieder auf. Herzschmerz, Verlust, Ablehnung, nicht geliebt oder wahrgenommen zu werden, Verletzungen durch Worte, Taten oder durch Gefühle. Dabei ist nicht immer nachzuvollziehen, wie es wirklich gewesen ist. Die Geschichten sind aus einem Blickwinkel heraus erzählt. Für ein besseres Verständnis wäre es oftmals hilfreich, eine Erzählung von einer zweiten Seite beschrieben zu bekommen. Wir erleben unsere Erfahrungen, wie wir sie empfinden. Und empfinden unsere Geschichte nach dem, was wir (er-)kennen.

Interessant finde ich immer wieder den Hinweis: „Ich bin nicht geliebt worden." „Ich habe zu wenig Liebe bekommen."

Ich finde den Aspekt deshalb interessant, weil wir demnach schon als Kind wissen, wie viel Liebe uns zusteht. Oder was wir haben wollen und nicht bekommen. Wir erkennen unsere Bedürfnisse. Während Erwachsene nur schwer Liebe definieren können, ist es für Kinder und Jugendliche ganz selbstverständlich. Oder aber sie spüren einen Mangel des scheinbar Nicht-Vorhandenen. Sie fühlen, dass ihnen das Bedürfnis, Liebe zu erfahren, nicht erfüllt wird.

Auch heute kenne ich noch kein Maß für Liebe. Wird es in Kilogramm oder Litern abgefüllt? Gibt es sie in Tonnen, Flaschen, Kisten? Wie kommen wir darauf, dass uns mehr Liebe zusteht, als wir bekommen haben? Und wer kann von sich sagen, dass er die Liebe immer wahrnehmen kann?

Vielleicht erfahren wir eher ein, Nicht-Vorhanden-Sein von Liebe oder ein Nicht-Spüren-Können von Liebe? Die wenigsten sprechen von Ablehnung oder Abweisung. Sie sagen nicht: Ich wurde verneint, beanstandet, gemobbt, boykottiert, bemängelt oder zurückgewiesen." Sie kritisieren ein Fehlen von Berührung, Miteinander und Fürsorge. Das zu erfahren, scheint unserem Bedürfnis zu entsprechen.

Ich frage mich, ob unser Ego sich folgenden Trick ausgedacht hat:

Ich beobachte immer wieder, dass Menschen, die geliebt werden wollen, auch Kinder, einfach alles dafür geben.

Sie versuchen zu funktionieren, besser zu lernen, lieber oder braver zu sein. Schneller, höher, weiter, gescheiter zu werden. Der Anspruch auf die eigene Funktionsweise wächst, im Glauben, dann mehr geliebt zu werden. Sie strengen sich an, um ein nicht erfülltes Bedürfnis zu kompensieren, um es erfüllt zu bekommen. Treibt uns die Nichterfüllung oder der Wunsch nach Erfüllung unserer Bedürfnisse an?

Kennen Sie vergleichbare Aussagen? „Wenn ich erst einmal meine Ausbildung habe,....", „Wenn ich den Studiengang fertig habe,.....", „Wenn ich in der Karriereleiter ganz oben bin,.....", „.....dann bin ich mit mir zufrieden.", „.....dann sind meine Eltern stolz auf mich." Das glaube ich nicht. Wieso sollte man plötzlich komplett mit sich zufrieden sein? Nur weil man ein bestimmtes Ziel erreicht hat? Wäre es nicht besser, schon zufrieden auf ein Bestreben zuzuwandern? Sie könnten Ihren Weg genießen. Jeden Schritt genussvoll und achtsam gehen. Der Weg wäre das Ziel. Jeder einzelne Schritt. Es nimmt die Anspannung, ein Ziel in der Zukunft erreichen zu müssen. Es gäbe kein „Wenn... dann." Sie wären mit Ihrer Aufmerksamkeit im Hier und Jetzt. Nicht bei Ihrem Ziel in der Zukunft. Sie könnten sich jetzt schon wertschätzen, weil Sie sich auf den Weg gemacht haben und ihn auch gehen. Stolz, zufrieden, achtsam. Ihr Leben spielt sich dann im Hier und Jetzt ab.

Werden Sie ein anderer Mensch, nur weil Sie mehr Geld verdienen? Ich hoffe nicht, und ich hoffe, wir bleiben alle authentisch egal wie viel oder wie wenig Geld wir besitzen. Ich denke, wenn Sie Ihr zehntes Ziel erreicht haben, haben Sie es sich zur Gewohnheit gemacht, erfolgreich sein zu wollen oder sein zu müssen. Das elfte Ziel wird anklopfen. Und Sie werden es wieder erlangen wollen. Erst wenn es Ihr Plan ist, ein ausgeglichenes Leben führen zu wollen mit der Liebe zu sich selbst, werden Sie dieses Ziel erreichen. Denn Liebe ist. Sie ist einfach nur, unabhängig von Mängeln, Scheitern, Ausbildung, Karrieregrad, Wohlwollen und Vergangenheit.

Die Liebe zu sich selbst werden Sie spüren, wenn Sie sich darauf einlassen.

Das Ego aber will uns vorwärtsbringen, es will, dass wir etwas bestehen, überstehen, besser werden, Ziele erreichen. Wenn wir auf einmal zufrieden sind, uns ausruhen auf unserem erlernten Wissen, was hat unser Ego dann zu tun? Wie kann es sich profilieren? Möchte es dann nicht sagen: „Solange du nicht „XY“ erreicht hast, solange bekommst du nichts?“ Und wenn „XY“ vor der Türe steht, wird das Ego „Z“ anstreben wollen, um nicht aussortiert oder wertlos zu sein. In der Zwischenzeit haben die meisten von uns gelernt zu funktionieren. Nach A kommt B, nach B kommt C oder alles miteinander. Gute Noten, Auszeichnungen gibt es nur, wenn man sich anstrengt und lernt. Ein Lob, ein Geschenk, eine Aufmerksamkeit, welche manches Mal mit Liebe verwechselt wird. Doch für Liebe müssen wir uns nicht anstrengen. Liebe ist, sie fließt ohne Erwartung.

Ablehnung, Versagen, Scheitern und Mängel sollten nicht mehr zu einer negativen Selbsteinschätzung führen.

Sich trotz aller Widrigkeiten und Fehler als vollkommen zu sehen und zu akzeptieren, zu bejahen, zu respektieren und gutzuheißen, ist eine Absichtserklärung. Eine Entscheidung aus dem Gewohnten, aus der Konditionierung

Ihres Lebens heraus. Wurden Sie kritisiert missbilligt, oder waren Sie der Letzte, der beim Sport ausgewählt wurde? Lassen Sie Ihre Vergangenheit, Ihre Schuldgefühle, Ihre Versagens- und Ablehnungsängste ruhen und fokussieren Sie sich auf das, was Sie können. Seien Sie dankbar für Ihr Leben. Üben Sie sich in Humor.
Sie möchten sich uneingeschränkt lieben? Steht Ihnen das zu?
Wenn nicht, wer oder was hindert Sie daran?
Wenn Sie meinen, keine Liebe erleben zu können, probieren Sie es aus. Lieben Sie sich auf die Art und Weise, wie es für Sie geht. Bemühen Sie sich um etwas Gutes. Nehmen sie sich Zeit, liebevoll einzuatmen und ebenso gefühlvoll auszuatmen. Achten Sie darauf, die Dinge bewusst, achtsam und respektvoll zu machen. Stellen Sie Ihre Antennen auf den Empfang von positiven, bejahenden, gut tuenden Nachrichten ein. Genießen Sie Sonnenstrahlen, einen schönen Film, lächeln Sie zurück, wenn Sie angelächelt werden. Öffnen Sie die Augen und Ohren für Schönes. Hören Sie Musik, die Sie inspiriert. Lesen Sie ein Buch, mit dem Sie sich wohlfühlen.
Stellen Sie sich vor, einen Mantel der Geborgenheit zu tragen. Füllen Sie sich selbst mit Liebe und Licht aus dem Universum. Es ist genügend da.

Wenn Sie sich gestärkt fühlen, nehmen Sie sich ein wenig Zeit und beobachten die Wirkung folgender Wörter auf Sie:

- Zurückweisung,
- Ablehnung,
- Versagen,
- Scheitern,
- Mobbing,
- Mangel,
- Kritik,

* Missbilligung,
* Tadel,
* Negierung,
* Verweigerung,
* Verurteilung,
* Vermeidung.

Wie fühlen Sie sich mit dieser Auflistung? Sind das Wörter Ihres Sprachgebrauchs? In welchem Kontext? Wie fühlen Sie sich körperlich, wenn Sie diese Auflistung lesen und dem nachgehen?
Kennen Sie dieses Gefühl?
Möchten Sie an dieser Empfindung festhalten?

Halten Sie kurz inne und spüren Sie in die nachfolgende Wortauflistung hinein:

* Annehmen,
* Akzeptieren,
* Empfangen,
* Beherzigen,
* Verinnerlichen,
* Bejahen,
* Gutheißen,
* Konform gehen,
* Respektieren,
* Beleben,
* Bewertungsfrei.

Gibt es für Sie einen Unterschied zu der ersten Liste?

Welche Wörter sollen in Ihrem Leben vorherrschen?
Es ist eine Lebensentscheidung. Wenn Sie sich bisher abgelehnt gefühlt haben, Sie mit allen Mitteln versucht

haben, geliebt zu werden, ist es das Einfachste, Sie entscheiden sich jetzt, sich selbst zu lieben. Sie werden Liebe nie wieder missen, Sie werden merken, wie unendlich viel davon in unserer Welt vorhanden ist. Sie werden Herzenswärme ausstrahlen und können helfen, die Liebe und den Frieden in der Welt zu verteilen. Sie werden immer einen Freund sehen, wenn Sie in den Spiegel schauen. Sie sind nicht mehr alleine. Wenn Sie sich selbst akzeptieren, haben Sie immer jemanden, der zu Ihnen hält.
In der Folge wird es einfacher, Hilfe von anderen anzunehmen:

- weil Sie es sich wert sind,
- weil Sie den Anspruch abgegeben haben, perfekt zu sein oder funktionieren zu müssen,
- weil Sie dankbar sind,
- weil es für Sie selbstverständlich ist, dass Sie unterstützen und helfen. Und auch, dass Sie unterstützt werden und Hilfe annehmen können,
- weil Sie keine Angst mehr haben zu versagen,
- weil Sie das Leben bejahen und Todesangst kein Thema mehr ist,
- Sie den Lauf Ihres Lebens akzeptieren und auch die Endlichkeit,
- weil Sie das Beste aus Ihrem Leben machen, aus Ihrer Situation,
- weil Sie in jedem Moment Ihre Bedürfnisse und Wünsche kennen und dafür einstehen können,
- weil Sie wissen, dass das Leben schön ist, wenn man es zu leben weiß.

DU BIST, WAS DU ISST

Auf dem Weg zur Mitte sind Sie sich nun schon auf verschiedene Art und Weisen begegnet. Wie eingangs erwähnt, entscheiden wir uns täglich durch unsere Nahrungs- und Getränkezufuhr wir wir uns fühlen, handeln und entscheiden. Unsere Gesundheit steckt im Darm. Nicht nur unser körperliches Wohlbefinden, nein, auch unser geistiges Wohlergehen. Das Milieu des Darms hat Auswirkungen auf unser Denken, auf unsere Gedanken und unsere Entscheidungen. Ebenso auf unsere emotional gelenkten Handlungen, auf unsere körperliche Beweglichkeit oder Unbeweglichkeit. Der Darm spielt eine große Rolle für unser Selbstwertgefühl. Er hat eine Eigenbewegung, um den Nahrungsbrei vorwärts zu transportieren. Er wägt ab, was er als Nährstoffe behalten möchte und was er loslassen muss. Er filtert das Wesentliche vom Unwesentlichen. Das für uns Nützliche vom nicht Nützlichen. Er trifft Entscheidungen, transportiert, handelt und lässt los. Er drängt dazu, loszulassen. Er steht im Gleichgewicht zwischen Annehmen und Abgeben. Beides ist für ihn wichtig.

Die Verdauung ist oft bei chronischen oder seelischen Erkrankungen gestört. Dieser erkrankte Mensch kann weder körperlich noch psychisch verdauen. Das heißt, das Annehmen und das Abgeben sind aus dem Gleichgewicht. Loslassen erscheint nicht mehr als natürlicher, sondern als plagender oder schmerzhafter Vorgang. Wie wir unser Trauma, unsere schlechten Erfahrungen oder Rebellionen loslassen, so geben wir unseren Stuhlgang ab. Kommt es zu Verstopfung, Durchfall oder zu Unregelmäßigkeiten, finden wir das oft auch auf einer anderen körperlichen oder geistigen Ebene. In diesem Zustand ist auf unseren Darm kein Verlass mehr. Sein Rhythmus, seine Eigenbewegung sind durcheinander geraten.

Eine Darmsanierung, eine Ernährungsumstellung zu leichter Kost, kann Ihrem Geist helfen, Ihre Traumata zu verarbeiten. Ebenso aber kann eine ständige Sucht nach Süßem, nach Alkohol, nach Fettigem oder unverdaulicher Nahrung dazu führen, dass Sie Ihre Erlebnisse unverdaut lassen. Dass hier etwas im Verborgenen gärt, fault, etwas in Ihnen stinkt, nicht erlöst ist oder nicht verdaut werden kann. Es ist denkbar, dass Sie sich nicht entschieden haben, welche dieser Dinge wichtig und wertvoll sind. Vielleicht wissen Sie nicht, was Sie loslassen wollen, um es leichter zu haben. Eventuell sind Sie in einem Zwiespalt von Ärger und Wut und sehen nicht, was Ihnen Ihre Erfahrung gebracht hat. Vielleicht haben Sie nicht Ihren Rhythmus gefunden. Ein Teil von Ihnen hält unbewusst an etwas fest, weil es ihm wichtig ist. Der andere Anteil aber will es loswerden, weil es ihm so nutzlos erscheint. Wenn zwei Teile in Ihrem System sich streiten, kommt es zu einer Stagnation. Eine Entscheidung muss herbeigeführt werden. Was aber, wenn Sie nicht wissen, dass unbewusste Teile von Ihnen streiten? Irgendwo wird sich diese Stagnation in Ihrem Körper äußern. Und irgendwann wird sie sich bemerkbar machen. In Schlafstörungen oder Verdauungsstörungen, in Verspannungen, Krämpfen, Kopfschmerz, auffälligem Verhalten, Rheumaschmerzen, Bewegungseinschränkungen usw.
Durch eine Verbesserung Ihrer Darmtätigkeit helfen Sie Ihrem Körper, Entscheidungen zu treffen, so unglaublich es ist. Haben Sie eine Fähigkeit erlernt, können andere körperliche- oder geistige Anteile davon profitieren. Sie lernen mit.
Natürlich wird es Ihnen helfen, wenn Sie Ihr Zimmer oder Ihr Haus aufräumen. Zu entscheiden, in welchem Umgebungsmilieu Sie leben wollen, fördert auch Ihren Darm. Ich denke, eine Entscheidung zugunsten Ihres Darmes ist eine langjährigere Geschichte als das einmalige Sortieren eines Raumes in Ihrem Haus. Es dauert eine Weile, bis

man eine Ernährungsform für sich gefunden hat, mit der man sich gutfühlt, sodass man sie gerne weiterführen möchte. Gerade eine Umstellung der Ernährung bedeutet: raus aus dem Gewohnten. Und Ihre Umgebung wird Sie daran hindern wollen. Menschen wie auch Bakterien. Ihre Mitmenschen werden Sie fragen, wieso Sie keinen Kuchen mehr essen. Warum Sie sich jetzt aus heiterem Himmel vegan, zuckerfrei, glutenfrei ernähren. Es ist spannend, dass wir unsere Umgebung irritieren, wenn wir etwas so Simples machen, wie „anders essen“. Kamen Sie schon einmal in Verlegenheit, weil Sie es auch ausprobieren wollten? Oder weil unbewusst etwas in Ihnen sagte, hey das wäre gut für dich? Oder haben Sie Angst, weil Sie nicht mehr dem Kollektiv der „Normalesser“ zugehörig sein werden und Sie zukünftig von den anderen bedrängt werden könnten?

Wenn Sie Ihre Ernährung umstellen, wird es wahrscheinlich Menschen geben, die Ihre Entscheidung hinterfragen. Diese Personen werden Sie manches Mal spüren lassen, dass sie es nicht verstehen.

Ihr anderer Gegner, das sind Ihre bisherigen Darmbakterien. Sie sagen: „Ich will überleben, iss bitte so wie früher, sonst habe ich keine Nahrung mehr.“ Veränderte Nahrung bedeutet, über kurz oder lang, eine andere Zusammensetzung der Darmbakterien. Sie werden ein neues Gleichgewicht zwischen den verschiedenen Darmbakterien herstellen. Das bedroht die bisherig zuständigen Bakterien in Ihrer Anzahl.

Es erfordert Ihre starke Konsequenz, Willenskraft und Disziplin. Aber Sie müssen nicht alles auf einmal verändern. Probieren Sie aus, wie Sie sich glücklich essen können. Ziel sollte sein, nach dem Essen kein Völlegefühl zu haben, nicht stark zu ermüden. Im besten Fall fühlen Sie sich auf Dauer vitaler, beweglicher und gelassener. Dann haben Sie Ihre Ernährung gefunden.

Fangen Sie an, wenn Sie es nicht schon tun, Ihren Gemüse- und Obstanteil zu erhöhen. Am Anfang vorgekocht oder gesaftet, damit es besser verdaulich ist. Vielleicht auch nur ein paar Basen- oder Suppentage. Eine Natronkur zur Entsäuerung oder ein Basenbad. Bananen statt Schokolade, oder immer, wenn Sie zwischendurch Hunger bekommen.

Wie viel trinken Sie pro Tag? Und was trinken Sie? Können Sie irgendwo Zucker einsparen oder austauschen? Wie wirkt ein frisch gepresster Obst-Gemüsesaft auf Sie? Spüren Sie Ihren Körper vor, während und nach dem Essen? Hören Sie auf ihn, was er gerne haben möchte? Oder essen Sie, „was auf den Tisch kommt?"
Eine einfache Methode, die Verdauung zu verbessern, ist, sich mit Ihr zu beschäftigen. Das fängt beim Einkaufen an, geht beim langen Kauen und Einspeicheln im Mund weiter. Wenn die Nahrung durch die Zähne zerkleinert worden ist, hat der Magen weniger Arbeit, um einen Brei daraus herzustellen. Durch den Brei hat es der Darm leichter, seine notwendigen Nährstoffe herauszunehmen. Das Filtern wird einfacher, weil die Botenstoffe gemeldet haben, was alles im Darm ankommen wird. Der Mund konnte es schon sagen, er hat es in Kleinteilen analysiert. Mit dem aufmerksameren Kauen verbessern Sie die Kommunikation im Körper. Sie bereiten die Verdauungsorgane vor. Das ist wie das Aufwärmen vor dem eigentlichen Sport.
Spüren Sie intuitiv oder bewusst hinein: Was möchten Sie heute essen, was brauchen Sie? Kalte Nahrung, warmes Essen, flüssige, feste, bittere, salzige, süße oder saure Kost? Oder brauchen Sie umami, das Aroma von übersetzt „köstlich", den Geschmack von deftig-herzhaft mit dem Gefühl von Geschmacksverstärker? Soll die Konsistenz kross, breiig, knackig, cremig sein? All diese Dinge gehören neben den eigentlichen Kohlenhydraten, Fetten,

Proteinen, Spurenelementen, Vitaminen, etc. zu unserem Wohlgefühl in der Nahrung hinzu. Meistens mögen wir eine Kombination aus verschiedenen Konsistenzen und Temperaturen.

Manches Mal essen wir, um etwas anderes auszugleichen. Essen zum Ausgleich, bedeutet, dass man das Maß beim Essen verliert. Es drängt einen weiterzuessen, obwohl die Menge an sich schon lange reichen würde. Wenn aber nicht die richtigen Nährstoffe in der Nahrung vorhanden sind, verlangt der Körper nach mehr, in der Hoffnung, dass das Richtige dabei sein wird. Es wird nicht nach einem bestimmten, nicht vorhanden Nährstoff gesucht, sondern er ist in der Hoffnung, über die Masse einen Ausgleich erzielen zu können. Ist Ihnen dieses Prinzip bewusst, können Sie nicht nur darauf achten, ob Sie Hunger haben, sondern auch, auf was Sie Hunger haben.

Der Stoffwechsel

Der Stoffwechsel ist lebensnotwendig. Unter ihm versteht man, grob ausgedrückt, alle biochemischen Vorgänge, die in der Zelle ablaufen. Das sind Auf-, Ab- und Umbauarbeiten im Körper. Unser Körper besitzt etwa 10.000mal so viele Zellen wie es Menschen auf der Erde gibt. Das sind ca. 70 Billionen Zellen.
Die Hauptregler unseres Stoffwechsels sind die Hormone. Frauen können darüber Geschichten erzählen. Es sind die Heißhungerattacken auf Süßes oder Saures vor der Menstruation oder während der Schwangerschaft, die anzeigen, dass die Hormone im Leben eingreifen wollen, welche die Frauen oder aber ihre Umgebung in den Wahnsinn treiben können.
Hormone regeln die Enzyme, kleine Helfer, welche die biochemischen Vorgänge vorantreiben. Enzyme wiederum benötigen zum Leben Proteine, Vitamine und Mineralstoffe.
Die eigentliche Energie wird aus Kohlenhydraten, Proteinen und Fetten gewonnen. Im Mund-, Magen- und Darmtrakt werden die Nahrungsmittel zerkleinert, gespalten und zerlegt. Dies ist wichtig, weil der Darm nur ganz kleine Teile durch seine Darmwand lassen kann. Er führt sie anschließend ins Blut, und über die Blutkanäle kommen die Nährstoffe zu unseren Zellen.
Die Energie der Nährstoffe wird auf unterschiedliche Art und Weise gespeichert. Zum Beispiel in der Leber, im Muskel und im Fettgewebe.
Eine Stoffwechselstörung ist ein aus dem Gleichgewicht gekommener Stoffwechsel. Vielleicht kann der Körper die Nahrung nicht gut genug zerlegen, aufnehmen, umwandeln oder einspeichern. Oder aber ihm fehlen Baumaterialien. Es kann sein, dass er verlernt hat, wie es geht. Manches Mal gibt es auch genetisch bedingte Mängel

oder Krankheiten, wie zum Beispiel bei Diabetes, was in einer Familie häufiger vorkommen kann.

Der Stoffwechsel benötigt für eine leichte Arbeit gute Nährstoffe. Wenn er diese nicht hat, hat der Körper nicht die Baustoffe, um alles genauestens zu regenerieren. Er geht über zu Pseudolösungen. Oftmals kann er den anfallenden Müll nicht verarbeiten. Weil er keine Zeit hat, keine Kapazität oder keinen Transportstoff mehr hat. Er lagert ihn ein, für eine spätere Phase, in der alles vorhanden sein wird. Eingelagert wird in der Abteilung Fett- und Biofilm.

Der Stoffwechsel ist Bewegung und er benötigt Bewegung, zur Aufnahme, zur Abgabe und zum Transport der Nährstoffe, der Abbaustoffe und der Giftstoffe.

Um eine Überprüfung Ihres Stoffwechsels festzustellen, eignen sich Laboruntersuchungen des Stuhls oder des Blutes. Diese können Sie bei Ärzten und Heilpraktikern durchführen lassen, die sich darauf spezialisiert haben. Im Blut können die Zusammenhänge zwischen der Arbeitsweise der Organe und der Zusammensetzung Ihrer Nährstoffe festgestellt werden. So kann zum Beispiel ein Mangel an Selen eine Unterfunktion Ihrer Schilddrüse verursachen. Ein Mangel an Magnesium Krämpfe im Muskelsystem, ein Fehlen an B-Vitaminen eine Fehlfunktion Ihrer Nerven verursachen. Im Darm dagegen können Sie Ihr Mikrobiom, die Zusammensetzung Ihrer Darmbakterien, überprüfen lassen. Zum Beispiel kann eine häufige Einnahme von Medikamenten oder eine dauerhafte Fehlernährung die Besiedlung Ihres Darmes in ein Ungleichgewicht führen.

Wie oben erwähnt, kann sich eine veränderte Stoffwechsellage oder eine Fehlbesiedlung Ihres Darms in Ihren Emotionen, Hormonen, Entscheidungen usw. widerspiegeln. Eine gute Ernährung ist also nicht nur wichtig für Ihr Gewicht, sondern auch für Ihr persönliches Gleichgewicht, Ihr soziales Umfeld und für Ihre Gesundheit im Allgemeinen. Um in Ihrer Mitte stabil zu bleiben, benötigen Sie eine gute Ernährung, die Ihnen die richtigen Bauteile für Ihr Leben gibt.

Die Schilddrüse

Die Schilddrüse ist vom Aussehen her wie ein Schmetterling. Ebenso wie der Schmetterling Ästhetik ausstrahlt und Leichtigkeit verkörpert, können wir uns die Funktionsweise der Schilddrüse vorstellen. Sie ist an nahezu allen Lebensvorgängen beteiligt und entscheidet über unsere Größe, unser Aussehen, unsere Libido, unser Stressverhalten und unsere Kraft. So wie der Schmetterling die Luft zum Fliegen benötigt, braucht unsere Schilddrüse unsere Luftröhre als Halt.
Sie ist klein, wiegt ca. 20 Gramm. Ignorieren wir sie, indem wir ihr zu wenig wertige Nahrung zuführen, verkleinert sie sich oder aber sie bildet sich zu einem gut sichtbaren Kropf aus.
Ein Ungleichgewicht in ihr kann zwangsläufig zu einem inneren Kampf werden, der sich dann als Autoimmunerkrankung zeigen wird.

Die Schilddrüse produziert Hormone, die für den Stoffwechsel sehr bedeutend sind. Sie heißen T3, T4 und Calcitonin. Calcitonin spielt eine Rolle beim Knochenstoffwechsel. T3 ist die aktive Form des Schilddrüsenhormons, T4 muss noch in T3 umgewandelt werden. Das passiert erst kurz vor dem Ziel, der Leber, dem Darm, dem Muskel und dem braunem Fettgewebe, durch ein Enzym.
Beide Hormone, T3 und T4, sind wichtig in der Zellfabrik (den Mitochondrien). Sie regulieren den Sauerstoffverbrauch, die Wärmefreisetzung, die Kraft unserer Zellfabrik und sie entscheiden, was und in welchem Maß unser Körper produziert oder abbaut (Blutzucker, Cholesterin, Fette).

Die Schilddrüse stimmt Ihre Lebensvorgänge für Sie ab. Sie regelt, für was Sie Energie ausgeben oder verwenden möchten.
Stellen Sie sich vor, Ihre Energie würde sich wie Geld verhalten. Sie kann zwar zu Ihnen fließen, sie will aber vernünftig eingeteilt werden.
Erstellen Sie sich eine Tabellenliste oder Zeichnung. Für was haben Sie bisher Energie abgegeben? Und für was möchten Sie in der Zukunft Ihre Energie ausgeben? Anschließend nehmen Sie sich Zeit und betrachten Sie die einzelnen Wörter oder Ihre Zeichnung.
Was empfinden Sie bei der Vorstellung, Energie für.... aufzuwenden? Fällt es Ihnen leicht? Gibt es scheinbare Hindernisse? Können Sie Ihre Lebensgeschichte Ihrer Vorstellung anpassen?

GESUNDES ESSEN

Finden Sie heraus, was Sie glücklich macht. Welches Essen bekommt Ihnen?

Nach meiner Erfahrung helfen folgende Regeln, herauszufinden, was Sie gut vertragen:

* Achten Sie darauf, wie Sie sich während, direkt nach und innerhalb der nächsten 4-6 Stunden nach dem Essen fühlen. Das können Sie gerne in einem Essentagebuch aufschreiben. Manches Essen beeinträchtigt Sie noch 2-3 Tage lang.
* Wenn Sie das Gefühl haben, etwas in Ihrer Ernährung bläht, macht Sie müde oder schwer, dann lassen Sie es für 2-3 Wochen weg. Achten Sie während dieser Zeit darauf, wie Sie sich fühlen. Führen Sie es langsam wieder zu, sofern es Ihnen besser geht.
* Achten Sie auf einen hohen Anteil an frischem Obst und Gemüse.
* Lassen Sie so viel Zucker weg wie möglich.
* Überstürzen Sie nichts, sondern ändern Sie Ihre Gewohnheiten langsam, um zu überprüfen, wie es Ihnen dabei geht.
* Verzichten Sie mindestens zwei Wochen auf glutenhaltige Lebensmittel. Falls Sie auf Brot nicht verzichten wollen, ersetzen Sie es durch Saatenbrote, Reiswaffeln oder alternative Kräcker.
* Wenn Sie Gluten nicht aufgeben wollen, achten Sie bei den Backwaren auf lange Gehzeiten (in denen die Backware ruht) und auf gute Zutaten.
* Weichen Sie nicht auf Fertigprodukte aus. Machen Sie so viel wie möglich selber.
* Trinken Sie ausreichend Wasser.

Intuitives Essen verbietet Ihnen nichts, aber es möchte, dass Sie sich darauf einlassen, wie es Ihnen mit der gewählten Nahrung geht. Essen kann neben Darmproblemen auch Müdigkeit, Depression oder Kopfschmerzen auslösen, Allergien oder Hautprobleme. Ich bin überzeugt, dass wir durch bewusste Kost einige unserer Probleme loswerden können.

Ein wenig Disziplin benötigt es aber schon. Schließlich wollen Sie raus aus den alten Schuhen und nun leichtfüßig, bequem und vital durchs Leben laufen. Üben, üben, üben heißt es am Anfang. Machen Sie es sich leicht: Nehmen Sie sich Zeit. Kauen Sie die Nahrung klein, um dem Magen eine feinere Kost anzubieten. Um dem Verdauungsapparat die benötigte Zeitspanne zu geben, um überhaupt die Informationen aufzunehmen, zu kategorisieren und zu verdauen. Die Nahrung muss klein sein, um in die Zellen zu gelangen. Sie muss sortiert werden, um Giftstoffe und Unverdauliches in den „Abfall" zu befördern. Wie lange benötigen Sie, um ein Zimmer aufzuräumen? Und wie viele Aufgaben können Sie nebenher zu Ende bringen? Ihr Magen, Ihre Leber, Ihre Bauchspeicheldrüse und Ihr Darm können auch nicht alles gleichzeitig erledigen, solange Sie sich nebenbei mit anderen Dingen aufhalten und stressen.

* Wie gut kauen Sie Ihre Nahrung, wie klein kommt sie in Ihrem Magen an? Ist sie in Ihrem Mund breiig oder grob, bevor Sie sie schlucken?
* Achten Sie wieder auf ein Hungergefühl. Ohne das Heißhungergefühl benötigen Sie vielleicht gar nichts zu essen. Können Sie Hunger und Durst gut voneinander unterscheiden? Viele haben ihr Durstgefühl verloren und verwechseln es mit Hunger.
* Achten Sie auf ein Sättigungsgefühl. Können Sie genau sagen, wann Sie satt sind?

- Können Sie beschreiben, auf was Sie Appetit haben? Auf welche Geschmacksrichtung Sie Lust haben? Süß, sauer, salzig, bitter, umami, zusammenziehend? Oder präferieren Sie eine Konsistenz? Cremig, griffig, knackig, teigig, knusprig, zäh, fleischig? Je mehr Sie beschreiben können, was Sie gerne essen würden, je eher finden Sie heraus, was Sie im Moment brauchen. (Es gibt inzwischen einige Bücher, die den Zusammenhang von der Konsistenz des Essens und emotionalem Verlangen erklären).
- Süßes und Milchprodukte gelten als verschleimend. Wenn Sie geistig oder körperlich nicht mehr viel spüren, würde ich auf diese Produkte eine Zeitlang verzichten. Sie verhelfen Ihrem Körper und Geist zu mehr Klarheit.
- Es bestehen unzählige Ernährungsmöglichkeiten: Trennkost, Rohkost, vegetarisch, vegan oder auch nur rohes Fleisch. Es gibt in allen Bereichen Menschen, die sich damit wohlfühlen. Aus diesem Grunde möchte ich Sie bitten, auszuprobieren, was Ihnen gut bekommt.

Zeichen einer guten Ernährung sind:

- Sie fühlen sich wohl auch nach dem Essen.
- Sie erleben sich vital und ausgeglichen.
- Sie leiden nicht unter Blähungen.
- Ihr Stuhlgang ist regelmäßig. Sie haben keine Verstopfung, und beim Toilettengang ist kein Drücken nötig.
- Ihre Körpertemperatur ist ausgeglichen, Sie frieren nicht.
- Sie freuen sich auf Ihr Essen.

Tipps:

* Ersetzen Sie nicht alles auf einmal. Bauen Sie langsam Ihre Kost um. Mit der umgestellten Ernährung ändert sich Ihr Geschmacksempfinden.
* Kochen Sie möglichst immer frisch.
* Achten Sie auf eine frische Beilage, Salat oder Gemüse.
* Um Nüsse, Linsen und Bohnen verträglicher zu machen, aktivieren Sie diese über Nacht. Sie weichen sie hierzu für ein paar Stunden in Wasser ein. Anschließend trocknen Sie sie im Sommer draußen in der Sonne oder im Backofen. Rohköstler achten auf eine niedere Temperatur von 45°C, um die wertvollen Inhaltsstoffe bestmöglich zu erhalten. Wenn Sie sie nicht trocknen wollen, kochen Sie die Hülsenfrüchte nach dem Einweichen, anschließend frieren Sie sie portionsweise ein.
* Ersetzen Sie Butter durch Nussbutter oder Nussmus. Und Kuhmilch durch Pflanzen- oder Nussmilch, Schaf- oder Ziegenmilch. Diese werden oft besser vertragen.
* Es gibt interessante Studien zum Enzym-, Fett- und Aminosäuregehalt von Rohmilch und Rohmilchbutter, die diese in eine gesundheitsbewusste Ernährung einschließen.
* Versuchen Sie anstelle von Schokolade Nüsse, Datteln oder anderes getrocknetes Obst als süße Alternative.
* Essen Sie hin und wieder eine nährstoffreiche Knochenbrühe.
* Probieren Sie sich in Smoothies aus. Überdenken Sie die Anschaffung einer Saftpresse mit Walze, um möglichst viele Vitalstoffe aus Ihrem Gemüse und Obst herauszubekommen.
* Probieren Sie sogenanntes aktiviertes Pseudogetreide wie Quinoa, Buchweizen oder Amaranth. Es ist leichter verdaulich als Reis und Kartoffeln.

* Essen oder trinken Sie immer mal wieder Fermentiertes. Sauerkraut(-saft) und Kombucha zum Beispiel.
* Tauschen Sie den normalen Haushaltszucker aus durch Alternativen: Dazu eignen sich Birkenzucker, Honig, Stevia, Kokosblütenzucker, Ahornsirup, Datteln usw.
* Beschäftigen Sie sich mit Kräutern und Wildkräutern. Ein paar Gänseblümchen im Salat sehen dekorativ aus, schmecken auch gut. Weniger exotisch klingen Kräuter wie Schnittlauch, Petersilie, Sauerampfer oder Pimpinelle. Sie alle lassen sich auf der Fensterbank ziehen und bieten eine Abwechslung und Ergänzung zu Salz und Pfeffer in Ihrer Salatsoße.
* Ersetzen Sie ab und zu Essig durch frisch gepressten Zitronensaft in Ihrer Salatsoße. Es ist etwas erfrischender und vitaminreicher.
* Auf die Schnelle lässt sich ein Salat ganz einfach machen. Geben Sie eine rohe Kohlrabi oder 1-2 Möhren in einen Mixer. Zitrone, Salz, Pfeffer hinzu und etwas Olivenöl. Zerkleinern Sie den Salat zur gewünschten Konsistenz - fertig! Guten Appetit.
* Statt gekauften Chips können Sie Kartoffeln in ganz feine Scheiben schneiden. Etwas Salz, Pfeffer, Öl, nach Belieben Paprikapulver hinzu. Legen Sie die Scheiben einzeln auf ein mit Backpapier belegtes Backblech und backen Sie die Scheiben bei 175°C, bis sie anfangen braun zu werden. Einmal wenden, noch kurze Zeit weiterbacken. Wenn Ihre Scheiben dünn sind, dann dauert der Vorgang ca. 15 Minuten. Haben Sie dickere Scheiben, braucht es länger. Etwas auskühlen lassen, dann werden Sie knuspriger. Dies können Sie auch mit roter Beete oder Süßkartoffeln machen. Apfelchips karamellisieren bei so hohen Temperaturen. Hierfür würde ich maximal 150°C nehmen. Sie brauchen wegen der Feuchtigkeit ca. 45 Minuten, je nach Dicke. Wenn Sie mehr wertvolle Inhaltsstoffe des

Gemüses erhalten wollen, dürfen Sie die Temperatur nicht so hoch einschalten. Es dauert dann viel länger. Rohköstler gehen nicht über 45°C, brauchen aber ca. einen Tag, bis alles trocken ist. Für den Anfang und den Spaß des Ausprobierens können Sie ja erst einmal die heiße Variante nehmen.

Zusätzliche Tipps:

* Es gibt auch geistige unverdauliche Themen, die den Darm beeinträchtigen. Halten Sie Ausschau nach ungelösten Konflikten.
* Kultivieren Sie Ihre Ausdruckskraft, indem Sie sich kreativ ausdrücken durch Sprechen, Malen, Werkeln oder Schreiben. Suchen Sie ein Hobby für Ihren emotionalen Ausgleich. Yoga und Sport erscheinen geeignet? Finden Sie heraus, was Ihnen am besten bekommt und auch gefällt. Macht es keinen Spaß, lässt man es gerne schnell wieder sein.
* Sind es schwerwiegende Themen, die auf Ihnen lasten? Lassen Sie sich helfen durch Freunde, Psychologen, Heilpraktiker und andere empathische Menschen, die Ihnen guttun. Menschen, die Ihr Problem verstehen und mit unaufdringlichem Rat bereitstehen.
* Öffnen Sie sich für ein unbeschwertes, leichtes, vitales Leben. Vergessen Sie nicht, dass es Ihre Entscheidung ist, was, wie und wieviel Sie essen.
* Sollte trotz aller Bemühungen der Darm nicht in die gewünschte Regelmäßigkeit und Konsistenz übergehen oder sich das Wunschgewicht, das In-Sich-Wohlfühlen nicht einstellen, fragen Sie bitte einen Arzt, Heilpraktiker oder Heiler. Eventuell brauchen Sie zusätzliche Unterstützung durch Darmbakterien oder

durch etwas ganz anderes. Vielleicht liegt eine Stoffwechselerkrankung vor. Der Hormonhaushalt spielt eine Rolle. Ein Mangel an Vitaminen und Spurenelementen oder Enzymen kann verhindern, dass Sie entgiften können. Auch ein Zuwenig an Essen oder Trinken kann die Erfüllung des Wunsches nach Ihrer Traumfigur oder Ihrem Wohlbefinden blockieren. Bitte konsultieren Sie hierfür eine Fachkraft, der Körper benötigt ausreichendes Baumaterial, Wasser, Kohlenhydrate, Eiweiße, Fette, Vitamine, Spurenelemente für einen optimalen Stoffwechsel.

* Gönnen Sie sich ab und zu eine Massage. Sie hilft Ihnen, Ihren Körper wahrzunehmen. Ebenso ist eine gut gemachte Massage eine unglaubliche Hilfe bei der Entgiftung. Sie regt den Lymphstrom an und balanciert die Energiebahnen aus. Massage ist Berührung. Respektvoll massiert zu werden ist eine wertvolle Bereicherung und Bestärkung Ihrer Körpersysteme.

ERNÄHRUNGSTIPPS

* Lassen Sie zwischen den Mahlzeiten eine 3- bis 4-stündige Pause.
* Essen Sie nur so viel, dass Sie kein Völlegefühl haben. Hören Sie auf, knapp bevor Sie satt sind.
* Nehmen Sie wenige natürliche Zutaten für Ihr Gericht. So halten Sie es für die Verdauung einfach.
* Kochen Sie frisch.
* Erhöhen Sie langsam Ihren Anteil an ungekochtem Obst und Gemüse.
* Bereiten Sie Ihr Essen saisonal zu. Schauen Sie, was es zur jeweiligen Jahreszeit in Ihrer Region gibt.
* Achten Sie darauf, welche Temperaturen Sie benötigen: Kaltes, lauwarmes oder heißes Essen oder Trinken?
* Halten Sie nicht alle Ernährungsregeln akribisch ein, sondern hören Sie auf Ihre Intuition.
* Seien Sie diszipliniert, aber nicht pedantisch.
* Gönnen Sie sich eine Ausnahme von der Regel.
* Nehmen Sie sich Zeit für Ihr Essen.
* Seien Sie dankbar dafür, gute Kost zubereiten und essen zu können.
* Seien Sie mutig und probieren Sie Neues aus.
* Achten Sie darauf, zu welcher Gelegenheit Sie zu welchen Zutaten greifen. Entdecken Sie ein Muster?
* Nehmen Sie sich Zeit, zu spüren, welches Essen Sie gerade gerne hätten. Eventuell auch, warum.

SCHNELLE REZEPTE

Pflanzenmilch:

Selbstgemachte Pflanzenmilch ist ca. 3 Tage im Kühlschrank haltbar. Je weniger Flüssigkeit, umso „sahniger" wird sie. Diese Rezepte sind für eine milchähnliche Konsistenz.

Schnelle Nussmilch:

- 2 Esslöffel Nussmus nach Belieben (Haselnuss-, Cashew- oder Mandelmus)
- 500 ml Wasser
- optional eine Prise Salz oder ein wenig Ahornsirup, Honig oder Kokosblütenzucker

Alles zusammen in einem Mixer 30 Sekunden mixen.

Mandelmilch:

- 100 g Mandeln
- 2 Datteln
- 800 ml Wasser

Die Mandeln am besten über Nacht einweichen. Am nächsten Morgen abseihen. Mit frischem Wasser zusammen mit den Datteln in einen Mixer geben. 30 Sekunden mixen, bis keine festen Nussstückchen mehr zu sehen sind. Anschließend durch einen Nussmilchbeutel, ein Wäschesieb, einen unbenutzten Nylonstrumpf oder ein Leintuch abseihen.

Hafermilch:

* 100 g zarte Haferflocken
* 1 l Wasser
* 2 Datteln
* 1 Prise Salz nach Belieben

Alle Zutaten in den Mixer geben. Ca. 10 Minuten quellen lassen.
Anschließend 30 Sekunden mixen. Durch einen Nussmilchbeutel, ein Wäschesieb, einen unbenutzten Nylonstrumpf oder ein Leintuch abseihen.

Müslimischung:

Haferflocken und/oder
Emmerflocken und/oder
Hirseflocken und/oder
Dinkelschrot
Haselnüsse gemahlen und/oder
Walnüsse und/oder
Leinsamen geschrotet
evtl. Macapulver
evtl. Chiasamen

Nach Belieben Wasser, Pflanzenmilch, Fruchtsaft oder Wasser gemischt mit Sahne (1:1) und ca. 3 Esslöffeln der Mischung pro Person aufkochen.
Frisches und/oder gefrorenes oder eingemachtes Obst hinzugeben, z.B. geriebener Apfel, Kirschen aus dem Glas mit Saft.
Eventuell Zimt oder Vanille hinzugeben. Nach Belieben süßen.

Aktivierte und geröstete Mandeln:

- 200-400 g Mandeln über Nacht in Wasser einweichen.
- Das Wasser abschütten.
- Die Mandeln bei 150 °C im Backofen bis zum gewünschten Trocken- und Röstgrad trocknen.

Kohlrabisalat:

- 1 Kohlrabi
- Saft einer Zitrone
- 2 Esslöffel Sonnenblumenöl
- nach Geschmack Salz, Pfeffer, Chili

Alles zusammen in dem Multizerkleinerer auf gewünschte Größe reduzieren.

Karotten- Apfel-Salat:

- 2 Karotten
- 1 Apfel
- Saft einer halben Zitrone
- 1 Esslöffel Sonnenblumenöl
- Salz, Pfeffer nach Belieben

Alles zusammen in dem Multizerkleinerer auf gewünschte Größe reduzieren.

Avocadomousse:

- 1 weiche Avocado
- 3 Esslöffel Kakao
- 1 gefrorene Banane
- 2 Esslöffel Honig, Zucker oder Ahornsirup
- 1 Prise Salz

Alles zusammen im Multizerkleinerer cremig mixen. Kühl stellen. Lecker ist es auch halb gefroren.

Bevor Bananen sehr alt werden, lege ich sie in den Gefrierschrank. Wenn Bananen am Stück, ohne Schale, eingefroren werden, werden sie nicht braun. Sie lassen sich leicht mit einem guten Messer auch gefroren zerkleinern und für Eis, Bananenbrot oder Avocadomousse verwenden.

Es gibt unzählige Foodblogs im Internet, die sich mit gesunden Rezepten beschäftigen.
Trauen Sie sich zu, etwas Neues auszuprobieren.
Geben Sie in eine Internetsuchmaschine folgende Wörter ein: Reisersatz, Hummus, veganes oder vegetarisches Essen, Rohkost, Sprossen, Microgrün, glutenfrei ohne Mehlmischung, Saatenbrot. Sie werden unzählige Ideen und Informationen erhalten.

Guten Appetit und viel Gesundheit!
Bleiben Sie zuversichtlich, zufrieden und glücklich. Sie befinden sich auf Ihrem Weg!

ZUR MITTE

Jetzt können Sie sich in dem Spiegel betrachten. Sie sehen dabei nicht nur Ihre Leistungsfähigkeit und Ihre Talente, sondern auch Ihren bisher zurückgelegten Weg und Ihre dabei erworbenen Werkzeuge. Sie wissen, wie Sie diese Werkzeuge gebrauchen, gönnen sich Bewegung im gleichen Maße, wie Sie sich die Zeit zum Ruhen und zum Wertschätzen Ihrer Arbeit nehmen. Sie haben konkrete Möglichkeiten, Ihren Stress zu reduzieren, Sie kennen Ihre Stärken und Schwächen. Auf Ihrem Weg zur Ihrer Mitte haben Sie unterstützende Systeme gefunden, die Sie im Leben begleiten werden. Sie vertrauen sich und Ihrer Intuition und können diese für Ihre Lebensaufgaben nutzen.

Das Kollektiv wird Sie nicht mehr an einer Weiterentwicklung hindern. Sie wissen, wie Sie Blockaden auflösen können und atmen zwischendurch einfach mal durch. Emotionen und Ängste werden Sie auf Ihrem Weg begleiten, aber nicht mehr behindern. Sie haben die Möglichkeit, furchtlos und vertrauensvoll durch Ihr weiteres Leben zu gehen. Sie wissen, wie Sie sich gesund ernähren können. Ihre schützenden Maßnahmen und Rebellionen reduzieren Sie auf ein Minimum, sodass Ihnen Kraft und neue Abenteuerlust für neue Aufgaben bereitstehen.

Sie haben nun viele Anregungen und Optionen bekommen. Ihre Reise zur Mitte hat begonnen. Raus aus der Mittelmäßigkeit, hin zu Ihren eigenen Möglichkeiten. Stärken Sie Ihren Mut, Ihre Willenskraft und Ihre Vollkommenheit. Nehmen Sie das Leben leichter. In Ihren Rucksack legen Sie ein wenig Disziplin, gepaart mit Humor, Zuversicht und Ihrem gestiegenen Selbstwert. Anschließend packen Sie Ihre Aufgaben an. Was sich nicht ändern lässt, akzeptieren Sie. Was Sie verändern können, wandeln Sie, sobald der Zeitpunkt dafür gegeben ist. Sie tei-

len Ihre Talente und Gaben, Ihre Potentiale und Kreativität, um die Welt ein bisschen reicher zumachen. Trauen Sie sich zu, individuell zu sein, gehen Sie Ihren Weg, auch wenn andere dies zunächst verhindern wollen. Wenn sich Ihre Leidenschaft zeigt, nicht nur der Verstand und Wille, werden Sie auf Ihrem Weg begleitet. Sie wissen, dass Sie sich ändern können: Ihre Gedanken, Ihr Essverhalten, Ihren Umgang mit sich selbst. Oftmals bedarf es keiner großen Veränderung, um das Leben aus einem anderen, einem leichteren Blickwinkel zu sehen. Es erfordert Mut, Entscheidungskraft und Stärke. Sie schwimmen immer mit oder gegen den Strom, es kommt darauf an, aus welcher Perspektive Sie etwas betrachten. Ihr Ziel ist keine dauerhafte Rebellion oder ein scheinbares Stärkersein, Ihr Lebensinn ist der Ausdruck der eigenen Persönlichkeit, Ihrer Ideen, Gedanken und Talente. Ihre Absicht ist das Leben Ihrer einzigartigen Persönlichkeit, in einem Miteinander und einer Fürsorge.
Unterstützt von der Natur, unterstützend für die Natur, im Einklang mit der Umwelt und Ihrem sozialen Umfeld. Leben wir unsere Potenziale und respektieren dabei die natürlichen Gesetze, so denke ich, verändern wir die Welt. Wir machen sie ein klein wenig friedvoller.

ÜBER DIE AUTORIN

Stefanie Eck ist mit ihrer erfrischenden und herzlichen Lebendigkeit bekannt dafür, außergewöhnliche Lösungsmöglichkeiten anzubieten. Sie beeindruckt durch ihr feinfühliges und treffsicheres Erspüren und Hinführen zu den wesentlichen Punkten. Menschen, die eine Verbindung zur unsichtbaren Wirklichkeit suchen, empfinden sie als Geschenk.
Die Arbeitsweise der Autorin ist geprägt durch Humor, Achtsamkeit, Ernsthaftigkeit und eine tiefempfundene Berufung für ihre Tätigkeit. Ihr Anliegen ist es, gemeinsam mit dem Klienten die bestmöglichste, einfachste, oft unkonventionelle und mitunter auch kreative Therapie zu finden.

*

Wenn Sie Interesse an weiterführenden Einzelberatungen und Seminaren haben, können Sie die Autorin direkt über Ihre Webseite kontaktieren.

www.stefanie-eck.de

DANKSAGUNG

Ich möchte mich bei allen bedanken, die mich auf meinem Lebensweg begleiten, denen ich begegne, die mich unterstützen und von denen ich lerne. Meine Wertschätzung geht an das Leben und an all diejenigen, die es mit ihrem Wesen und Sein füllen. Mein spezieller Dank geht an Julia, die sich intensiv des Buchinhalts angenommen hat, mir immer motivierend beiseite stand und mir weitere Einblicke in meine Talente und Potentiale gegeben hat. Auch meinem Freund Willy möchte ich danken, der sich mit Textpassagen und Kapiteln auseinandergesetzt hat sowie durch seine Gedanken, Erzählungen und Lebenserfahrungen das Buch bereichert hat. Vielen Dank an Marion, die mit ihrer feinfühligen Art dem Buch noch mehr Struktur zuführte.
Susan Gurnee PhD ist eine Heilerin, Künstlerin, Visionärin und Forscherin. Ihre unglaublich respektvolle Arbeit der Natur und dem Individuum gegenüber, war und ist eine unglaubliche Bereicherung für mich. Von Herzen ein ganz großes Dankeschön. Ebenso gilt mein Dank auch Dr. phil. Rosina Sonnenschmidt, eine herzliche, pragmatische Künstlerin, Homöopathin, Autorin, Heilerin und Lehrerin mit stets innovativen Lösungsansätzen.
Danke an Sie, lieber Leser, Sie haben den Mut, auf eine abenteuerliche Reise in Ihre Mitte zu gehen. Packen Sie Humor als Proviant in Ihren Rucksack, machen Sie es sich bequem und begeben Sie sich auf eine Reise, die ein Wendepunkt in Ihrem Leben sein kann.